Best of Pflege

Mit „Best of Pflege" zeichnet Springer die besten Masterarbeiten und Dissertationen aus dem Bereich Pflege aus. Inhalte aus den etablierten Bereichen der Pflegewissenschaft, Pflegepädagogik, Pflegemanagement oder aus neuen Studienfeldern wie Health Care oder Ambient Assisted Living finden hier eine geeignete Plattform. Die mit Bestnote ausgezeichneten Arbeiten wurden durch Gutachter empfohlen und behandeln aktuelle Themen rund um den Bereich Pflege. Die Reihe wendet sich an Praktiker und Wissenschaftler gleichermaßen und soll insbesondere auch Nachwuchswissenschaftlern Orientierung geben.

Weitere Bände in der Reihe http://www.springer.com/series/13848

Eva Ortmann-Welp

Digitale kooperative Medien in Weiterbildungskursen des Pflegeberufs

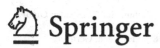

Eva Ortmann-Welp
Ostbevern, Deutschland

ISSN 2569-8605 ISSN 2569-8621 (electronic)
Best of Pflege
ISBN 978-3-658-25701-9 ISBN 978-3-658-25702-6 (eBook)
https://doi.org/10.1007/978-3-658-25702-6

Die Deutsche Nationalbibliothek verzeichnet diese Publikation in der Deutschen National-
bibliografie; detaillierte bibliografische Daten sind im Internet über http://dnb.d-nb.de abrufbar.

Springer ist ein Imprint der eingetragenen Gesellschaft Springer Fachmedien Wiesbaden GmbH
und ist ein Teil von Springer Nature
Die Anschrift der Gesellschaft ist: Abraham-Lincoln-Str. 46, 65189 Wiesbaden, Germany

Vorwort

Digitale Medien spielen in unserer Gesellschaft in nahezu allen Lebensbereichen eine wichtige Rolle. Die Medienkompetenz wird heutzutage mittlerweile als vierte Kulturtechnik angesehen und ist daher auch in der Bildung und der Kompetenzentwicklung von großer Bedeutung. Es ist keine Frage mehr, ob digitale Medien in Bildungsprozessen Einzug finden sollten, sondern wie digitale Medien sinnvoll für Bildungsprozesse anzuwenden sind.

In dieser Arbeit werden zunächst die theoretischen Grundlagen geliefert und anschließend auch praktische Umsetzungsbeispiele aufgezeigt. Häufig findet man als Literatur entweder nur theoretische Erläuterungen und wissenschaftliche Studien oder rein praktische Anwendungsbücher. Es ist allerdings als Pädagoge wichtig einerseits zu erfahren welche Medien auf welche Weise im Unterrichtsgeschehen einzusetzen sind und andererseits auch aus welchen Gründen gerade der Einsatz dieses Mediums für die Kompetenzentwicklung sinnvoll ist. Ebenso war es mir wichtig mit Hilfe dieser Masterarbeit sich insbesondere mit digitalen kooperativen Medien zu beschäftigen, da das E-Learning 4.0 sich durch die drei Merkmale „ubiquitär", „smart" und „sozial" auszeichnet und es aber gerade zum kompetenten Einsatz digitaler kooperativer Medien in Bildungsprozessen noch wenig Literatur gibt.

Der dritte Teil dieser Masterarbeit beinhaltet eine quantitative und qualitative Evaluation des vorgestellten Blended-Learning-Konzepts. Mein Dank gilt den Teilnehmern der zwei Weiterbildungskurse zur Fachkraft für Leitungsaufgaben in der Pflege (FLP 19 und FLP 20) für ihre Bereitschaft an dieser Forschungsarbeit mitzuwirken. Gewissenhaft und geduldig füllten sie die Fragebögen aus, nahmen an den Interviews teil und verhalfen so zu den gewinnbringenden Erkenntnissen für das pädagogische Handeln.

Diese Abschlussarbeit ist im Rahmen des Master-Studiengangs „Schulmanagement und Qualitätsentwicklung" an der Christian- Albrechts- Universität in Kiel entstanden. Mein Dank gilt meinen Betreuern, Dr. Riecke- Baulecke und Prof. Möller für ihre Unterstützung sowie der fünfköpfigen Jury, bestehend aus Frau Dr. Köller, Dr. Riecke- Baulecke und Prof. Möller vom IQSH (Institut für Qualitätsentwicklung an Schulen

Schleswig-Holstein) sowie Frau Heike Claßen und Herr Rainer Rosenthal von SCHULEWIRTSCHAFT, die diese Abschlussarbeit als beste Masterarbeit im Studiengang „Schulmanagement und Qualitätsentwicklung" prämierten.

Hierbei hob die Jury[1] insbesondere hervor, dass die Untersuchung durchgängig präzise und immer nachvollziehbar begründet auf die Fragen-Horizonte bezogen ist und so die gesamte Arbeit eine klare Struktur aufweist. Umfang und Qualität der drei Studien, die zur Beantwortung der Leitfragen dienten und die gute Belegpraxis beeindruckten die Jury ebenso wie die große Sorgfalt und Differenziertheit mit der sich die Preisträgerin mit Forschungsbefunden und Diskursen zu Blended Leaning Konzepten beschäftigt. Die abschließenden Fragebogenerhebungen und die Interviews waren ebenfalls mit erheblichem Aufwand verbunden.

Abschließend möchte ich mich ebenfalls bei meiner Familie bedanken, insbesondere bei meinem Ehemann Georg Welp, der meine Leidenschaft für das Lebenslange Lernen und das wissenschaftliche Schreiben mitträgt, mir den Rücken freihält und so auf vielfältige Weise unterstützt.

Eva Ortmann-Welp

---

[1] http://schulewirtschaft-schleswig-holstein.de/2019/01/16/schulewirtschaft-schleswig-holstein-praemiert-beste-schulmanagement-masterarbeit/

Inhaltsverzeichnis

Abbildungsverzeichnis

Tabellenverzeichnis

1. Einleitung

Weiterbildungen werden von Teilnehmern[2] besucht, die bereits über eine oft mehrjährige Berufserfahrung in ihrem Tätigkeitsbereich verfügen und mit Hilfe dieser Bildungsmaßname einen Kompetenzaufbau in einem speziellen Bereich erzielen möchten.

Aus lerntheoretischer Sicht ist es hierbei wichtig, dass der Unterricht handlungsorientiert ausgerichtet sein sollte. Das neu vermittelte Wissen sollte mit realitätsnahen Problemsituationen bearbeitet werden und bisherige Erfahrungen der Teilnehmer sind unbedingt miteinzubeziehen (u.a. Reinmann & Mandl, 2006; Faulstich, 2013).

Neben der Kompetenzentwicklung spielt aufgrund der fortschreitenden Digitalisierung die Medienkompetenz in allen Bildungskontexten eine zunehmend große Rolle (Kultusminister-konferenz (KMK), 2016, S.6; Bundesministerium für Bildung und Forschung (BMBF), 2016, S.4). Zum einen bietet z.B. das Internet mit einer entsprechenden Recherchekompetenz den Zugriff auf aktuelles Wissen und auch viele weitere formale und informelle E-Learning- Bildungsmöglichkeiten. Zum anderen ermöglichen digitale Medien ebenso einen nahezu unbegrenzten, orts- und zeitunabhängigen Erfahrungsaustausch mit Hilfe entsprechender Kommunikations- und Kollaborationstools, wie z.B. Foren oder Kooperativer Editoren. Auf diese Weise können sich Berufserfahrene mit Kollegen nicht nur aus anderen Einrichtungen innerhalb eines Landes, sondern auch weltweit austauschen. Entsprechende Foren sind mittlerweile für nahezu alle Berufe vorhanden (Dittler, 2017, S.60). Aus diesen Gründen sollten in einer Weiterbildung ebenso der Aufbau einer Medienkompetenz und der Einbezug digitaler Medien in den Lehrkontext erfolgen.

In der geplanten Masterarbeit dient das Weiterbildungsangebot zur Fachkraft für Leitungsaufgaben in der Pflege exemplarisch zur Verdeutlichung der Umsetzungs- und Unterstützungsmöglichkeiten bei der Nutzung digitaler, insbesondere kooperativer Tools im Lehrkontext dieser Weiterbildung. Da die Medienkompetenz mehrere Aspekte beinhaltet, sollten auch die angebotenen Formen des E-Learnings nach didaktischen Vorüberlegungen vielfältig sein.

---

[2] Aus Gründen der besseren Lesbarkeit wird die männliche Form verwendet, selbstverständlich sind beide Geschlechter angesprochen.

© Springer Fachmedien Wiesbaden GmbH, ein Teil von Springer Nature 2019
E. Ortmann-Welp, *Digitale kooperative Medien in Weiterbildungskursen des Pflegeberufs*, Best of Pflege, https://doi.org/10.1007/978-3-658-25702-6_1

Aus persönlichem Forschungsinteresse und weil konkrete praktische Umsetzungsbeispiele für den Einsatz digitaler kooperativer Tools für den Lehrkontext schwer zu finden sind, wird der Fokus bei der Bearbeitung dieser Masterarbeit auf das Lernen mit kommunikativ-kollaborativen digitalen Medien gelegt. Die formative interne Evaluation, die bei dem exemplarischen Weiterbildungsangebot, das aus zwei laufenden Kursen mit einer Teilnehmeranzahl von achtundzwanzig Personen (N = 28) besteht, durchgeführt worden ist, erfasst ein gesamtes Blended- Learning Konzept. Die empirische Arbeit beinhaltet quantitative und qualitative Forschungsmethoden.

Die leitenden Fragestellungen dieser Masterarbeit lauten:

> ➢ *Welche Chancen bietet die Nutzung digitaler kooperativer Tools konkret?*
> ➢ *Wie können Lernangebote mit digitalen kooperativen Tools realisiert werden und wie werden diese von den Teilnehmern bewertet?*
> ➢ *Welche Herausforderungen müssen bewältigt und welche Optimierungen umgesetzt werden?*

Im zweiten Kapitel soll die erste leitende Fragestellung dieser Arbeit beantwortet werden. Es erfolgt zunächst ein grober Überblick über die theoretische Fundierung und den aktuellen Forschungsstand der Thematik. Es werden die Entwicklungen und derzeitigen Erkenntnisse zum E-Learning 4.0 aufgezeigt und die Bedeutung der kooperativen Tools als ein wichtiger Bestandteil des Lernens mit digitalen Medien verdeutlicht. Hierbei wird konkreter auf die kooperativen Tools eingegangen, die in dem exemplarischen Weiterbildungskurs angeboten bzw. genutzt werden. Um den Rahmen dieser Masterarbeit nicht zu sprengen, erfolgt nur eine Vorstellung der Lernwirksamkeit digitaler kooperativer Medien. Da aber für den exemplarischen Kurs vielfältige Formen des medialen Lernens angeboten werden, ist eine genaue Erläuterung zur Kompetenzentwicklung, Medienkompetenz und den lerntheoretischen Grundlagen für den Einsatz von digitalen Medien im Anhang zu finden. Den Abschluss des Kapitels bildet die Darstellung der Potentiale digitaler kooperativer Tools für die Unternehmensorganisation, für die Führungsarbeit und für den Pflegeberuf.

Das dritte, vierte und fünfte Kapitel widmet sich der Beantwortung der zweiten Frag-
stellung der Arbeit, wie die Lernangebote realisiert und von den Teilnehmern bewertet
werden.

Im dritten Kapitel wird zunächst kurz auf die Herausforderungen des Lehrens und Un-
terrichtens mit digitalen Medien eingegangen. Anschließend werden die Ziele und das
Blended- Learning- Konzept der exemplarischen Weiterbildungen verdeutlicht. Neben
Präsenzblockphasen steht den Kursen eine Lernplattform zur Verfügung und es werden E-Learning- Tage durchgeführt. Die didaktische Umsetzung dieser Tage und insbesondere die Unterstützung bei der Nutzung der kooperativen und kollaborativen
Tools werden aufgezeigt.

Das vierte Kapitel widmet sich der Beschreibung der quantitativen Forschungsmethode als erster Teil der durchgeführten formativen internen Evaluation. Bei den exemplarischen Weiterbildungskursen wurden die E-Learning-Tage erst seit Mitte des Jahres
2017 angeboten. Da noch weitere Tage geplant sind, ist es wichtig gewesen zu analysieren, ob die Umsetzungs- und Unterstützungsabläufe wirksam waren und ob Optimierungen vorzunehmen sind. Die quantitative Befragung wurde mit Qualtrics, einem
Online-Umfrage-Tool erstellt und den Teilnehmern über einen Link zur Verfügung gestellt. Für die Fragebogenkonstruktion ist es zuvor notwendig gewesen die Variablen
zu operationalisieren und die Hypothesen zu formulieren. Vor der Aktivierung der Onlinebefragung wurde der Fragebogen zur Qualitätssicherung dieses Erhebungsinstru-
mentes zuerst einem Pretest unterzogen, zum einen zur Erprobung und Prüfung der
Verständlichkeit der Items, zum anderen zur Messung der Reliabilität, dem Grad der
Genauigkeit, mit dem das geprüfte Merkmal gemessen wird. Anschließend wird die
Datenauswertung der quantitativen Erhebung beschrieben. Nach der deskriptiven und
der explorativen Datenanalyse erfolgen zur statistischen Hypothesenprüfung die Signifikanztests. Die Auswertung erfolgt mit der Software SPSS.

Im fünften Kapitel wird die qualitative Forschungsmethode als zweiter Teil der Evaluation skizziert. Unter Berücksichtigung der Ergebnisse des quantitativen For-
schungsteils wurde der Leitfaden für die qualitativen Interviews erstellt. Mit sechs
Teilnehmern wurde das Interview durchgeführt und mit Hilfe eines Rekordes aufge-

zeichnet. Die aufgenommenen Texte wurden unter Beachtung bestimmter Regeln transkribiert und für die inhaltlich strukturierende qualitative Inhaltsanalyse in die MAXQDA- Software importiert. Die Resultate der Forschung werden aufgezeigt. Die gewonnen Erkenntnisse dienen zur Beantwortung der letzten Fragestellung der Masterarbeit und dementsprechend zur Formulierung von Optimierungsschritten für die Lernangebote mit digitalen kooperativen Tools. Diese Inhalte sollen im sechsten Kapitel genauer erörtert werden. Die Masterarbeit schließt mit einer kurzen Zusammenfassung und dem Blick auf Forschungsdesiderate.

2. Die Rolle der kooperativen Tools beim E-Learning 4.0

In diesem Kapitel wird der theoretische Rahmen zur Thematik geliefert. Insbesondere geht es hierbei um die Darstellung der Rolle digitalen kooperativen Lernens beim aktuellen E-Learning- Stand und der Verdeutlichung der Chancen und Potentiale digitalen sozialen Lernens im Vergleich zum kooperativen Präsenzlernen. Mit diesem Kapitel soll auch die erste Fragestellung der Arbeit beantwortet werden, welche Chancen die Nutzung kooperativer Tools bietet.

2.1 Die vielfältigen Formen des E-Learnings

Die Entwicklung neuer Technologien wirkte sich auch auf die die möglichen Formen des E-Learnings, dem Lernen mit digitalen Medien, aus. Die erste E-Learning Welle wurde von Computer Based Trainings (CBT) bestimmt. Dank der zunehmenden Verbreitung von Internetzugängen ab dem Jahr 1995 änderte sich der Distributionsweg für die Lernanwendungen. Diese Zeit wurde dann von einer Euphorie und einer überzogenen Erwartung gegenüber dem Lernen mit digitalen Technologien bestimmt. Gerade im beruflichen Fort- und Weiterbildungskontext glaubte man auf Präsenztrainings komplett verzichten und dafür die vermeintlich preiswerteren und effektiven E-Learning-Maßnahmen einsetzen zu können. Es zeigte sich allerdings, dass das behavioristische orientierte individuelle Lernen nach Drill and Practice und ohne eine kompetente Unterstützung zu wenig Lernerfolgen führte (Arnold et al., 2018, S.124). Lernpsychologische und didaktische Überlegungen bei der Entwicklung von E-Learning-Maßnahmen führten dann zunehmend aus dem „Tal der Enttäuschungen" zum „Pfad der Erleuchtung".

Kognitivistische Erkenntnisse optimierten die Gestaltung von medialen Angeboten. Damit die Informationen besser verarbeitet werden können und es zu keinem „Cognitive Overload" kommt, sollten Prinzipien wie z.B. das Multimediaprinzip beachtet werden. So können heutzutage Videos, Virtual Reality und individuell steuerbare 3D-Visualisierungen das Verständnis und die Wissensaufnahme wesentlich fördern.

Auch die beiden förderlichen Faktoren für das Lernen, das Microteaching (d=0.88), die Video- Selbstaufnahme des Lehrenden, und das Concept- Mapping (d=0.57), z.B.

mit einem Mindmap- Programm für die Erstellung der graphischen Repräsentationen, können dank digitaler Medien einfach umgesetzt werden (Niegemann et al, 2008, S.45f.; Köller & Möller, 2013, S.22; Hattie, 2017, S.251).

In der gemäßigt konstruktivistischen Lerntheorie wird das Lernen als ein aktiv- konstruktiver Prozess gesehen, in denen die Lehrenden nichts „eintrichtern", sondern den Lernprozess als Lernbegleiter durch Instruktionen unterstützen können und optimale Lernbedingungen schaffen sollten. Es wurde erkannt, dass Emotionen beim Lernen eine wichtige Rolle einnehmen. So kann Unsicherheit oder Angst beim Umgang mit digitalen Medien zu Lernhemmungen und Frust führen (Wessner, 2012, S.159). Motivation spielt beim Lernen eine wichtige Rolle. Die Selbstbestimmungstheorie nach Deci und Ryan (2000, p.70) zeigte auf, dass die Motivation durch die Befriedigung des Bedürfnisses nach Autonomie, nach Kompetenzerleben und nach sozialer Eingebundenheit gesteigert werden kann. Stark fremdbestimmte Vorgaben können daher Lernprozesse hemmen (Faulstich, 2013, S.157).

Ebenso sollte das Lernen praxis- und handlungsorientiert sein, die Aufgaben einen Bezug zur Lebenswelt der Lernenden aufweisen und das Interesse z.B. durch narrative Anker, authentische Problemsituationen, angestoßen werden. Digitale Medien ermöglichen durch Adaption und Adaptierbarkeit ein passgenaues, selbstbestimmtes Lernen. Auch die Rückmeldungen bzw. das Feedback auf Fragen weisen heutzutage eine Qualität auf, die zu einer weiteren Beschäftigung mit der Thematik anregen. Gerade Feedback (d=0.73) fördert das Lernen in einem erheblichen Maße (Petschenka et al., 2004, S.12f.; Hattie, 2017, S.131f.).

Pragmatische Erkenntnisse bereicherten das E-Learning durch den Inquiry-Prozess, einer Anregung einer Neugier- und Fragehaltung. Hierauf basiert das Webquest-Prinzip. Außerdem wurde hier, genau wie in der konstruktivistischen und auch der konnektivistischen Lerntheorie die Wichtigkeit betont, Lernen in soziale Kontexte einzubinden, um so ein Miteinander- und Voneinander- Lernen und einen Wissensaustausch zu ermöglichen (Arnold et al., 2018, S.134; Moser, 2008, S.20; Siemens, 2004).

Beim E-Learning wurde auf diese Weise deutlich, dass der Fokus auf die Qualität des Lehr- und Lernprozesses gelegt und auch das soziale, kollaborative Lernen stärker integriert werden muss (Dittler, 2017, S.25f.; Sperl & Frenger, 2014, S.15).

Zudem kommt es auf die Mischung an - ein hybrides Lernen bzw. Blended Learning sollte, wenn möglich, favorisiert werden. Präsenzanteile und E- Learning- Angebote sollten sich didaktisch sinnvoll ergänzen, so dass ein Mehrwert des Lernens mit digitalen Medien sichtbar wird (ebd., S.10; Kerres, 2013, S.128). Außerdem ist es gerade in der beruflichen Bildung wichtig gewesen ein non-formelles bzw. informelles Lernen im Prozess der Arbeit zu fördern und zu optimieren (Goertz, 2013, S.13f.).

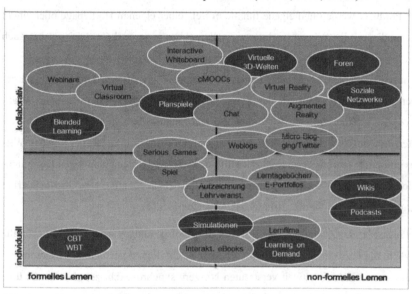

Abbildung 1: Formen des digitalen Lernens (Quelle: MMB Institut, 2016, S.21)

Aufgrund von rasanter Entwicklung von Wissenschaft und Technik wird die Halbwertzeit des Wissens immer geringer. Auch die Qualität der Arbeit wird immer anspruchsvoller, so dass von den Mitarbeitern Kompetenzen gefordert werden. Diese Handlungsfähigkeit integriert u.a. Wissen, Werte, Einstellungen, Fähigkeiten sowie Erfahrungen und besteht aus verschiedenen Dimensionen, der Fach-, Selbst-, Methoden und Sozialkompetenz. Da Kompetenzen nicht nur formal, sondern informell im

Arbeitskontext erworben werden, sind zwei weitere Kompetenzdimensionen erforderlich: die Selbstlern- und aufgrund der zunehmenden Digitalisierung, die Medienkompetenz, obwohl diese auch als ein Kernbereich der Lernkompetenz gesehen werden kann, da heutzutage viele und aktuelle Informationen über digitale Medien vermittelt werden. Lernen ist nicht mehr an formale Kontexte gebunden, sondern kann ubiquitär stattfinden (Pastoors, 2018, S.105; Erpenbeck & Sauter, 2013, S.32).

Eine Entgrenzung und Vernetzung von Lernformen sowie Lernorten wurde als erstes mit der Technologie des Web 2.0 in noch nie dagewesener Form vereinfacht und ermöglicht. Internetnutzer können dank einer vereinfachten Technik zum einen selber zum Producer werden und eigene Inhalte mittels einer eigenen Homepage oder einem Blog und somit ihr Wissen ins Internet stellen (User generated Content) - daher auch der Ausdruck „Prosumer". Sie können vom passiven Nutzer (Consumer) zum aktiven Produzenten werden. Nicht mehr nur das Wissen der Experten wird im Internet dargeboten, sondern die „Weisheit der Masse" landet über Microcontent und das Wiki-Prinzip im Internet und es wird zudem die Informationsdarbietung über das Surfverhalten der Nutzer beeinflusst. Zum anderen werden eine Verbreitung des eigenen Wissens und ein Erfahrungsaustausch mit Hilfe der zeit- und ortsunabhängigen Kommunikationsmedien, auch Social- Software oder Social Media genannt, ermöglicht (Sperl & Frenger, 2014, S.15; Dittler, 2017, S.31; Alby, 2008, S.6f).

McLuhans (1995) Zukunftsvision der Welt als „global village" wird zumindest für alle möglich, die über einen Zugang zu den neuen Technologien verfügen. Die Kommunikation kann mit den weltweit verstreuten Nutzern synchron, d.h. zeitgleich, z.B. über textbasierte Chats oder multimedial mit Instant Messaging Systemen wie Skype oder synchronen Konferenzsystemen erfolgen, aber auch ein asynchroner, zeitversetzter Austausch ist z.B. über E-Mails oder in Foren möglich. Soziale Netzwerke wie Facebook integrieren inzwischen mehrere Kommunikationsarten. Das Internet ist nicht mehr nur ein Abrufmedium, sondern wird vom Partizipationsgedanken durchzogen (Braun-Goertz, 2012, S.12; Alby, 2008, S.91f).

Gemeinsame Kooperation, Wissensaustausch und –konstruktion kann über Wikis oder Glossare erfolgen. Hierbei handelt es sich um asynchrone und webbasierte Autoren-systeme, die von allen Beteiligten konstruiert und verändert werden dürfen. Diese par-tizipative Wissensspeichertools ermöglichen ein gemeinsam formuliertes Wissen, mit dem sich alle Beteiligten identifizieren können (Arnold et al., 2018, S.228). Die Urhe-berschaft der Autoren lässt sich allerdings nicht mehr unbedingt zuordnen, so dass die Beteiligung nicht aus Prestigegründen erfolgt, sondern eher aus Gruppenzugehörig-keitsgefühlen, z.B. das Wir-Gefühl im Unternehmen, und wegen des persönlichen Nutzens der dynamischen Informations- und Wissenssammlung. O´Reilly (2005) be-schreibt den Lernprozess mit WIKIs als „Harnessing Collective Intelligence".

Reinmann (2009, S.8) gab allerdings schon früh zu bedenken, dass nicht erwartet wer-den kann, dass *„ein emanzipatorischer Ruck durch die Lernenden geht, sobald sie ein von Fremdbestimmung freies Web 2.0 zur Verfügung haben"* und dementsprechend wie wichtig eine Unterstützung und die Heranführung der Lernenden an diese gewinn-bringenden Tools ist. E-Learning Settings wurden seitdem meist über eine Lernplatt-form zur Verfügung gestellt und um die kommunikativ-kooperativen Möglichkeiten von Foren, Blogs und Wikis ergänzt (Dittler, 2017, S. 31). Hierbei handelt es sich um ein Learning Management System, das viele Lernaktivitäten, Kommunikationsmög-lichkeiten sowie Arbeitsmaterialien anbietet. Die bekanntesten Plattformen wie z.B. Moodle, ILIAS oder OLAT sind Open- Source- Software- Produkte, d.h. sie sind im Internet frei erhältlich, und basieren auf dem Konzept des konstruk-tivistischen Ler-nens. Sie ermöglichen aktivitätsbasierte und kooperative Lernangebote. Wichtig sind hierbei allerdings die didaktische Strategie und die Unterstützung durch Lehrende (Karrasch et al. 2015, S.27f.; Arnold et al. 2018, S.66).

Die sogenannten CSCL- Arrangements (Computer Supported Cooperative Learning) bieten weitere diverse medientechnische Werkzeuge zur Unterstützung von Kommu-nikation, Koordination, Kooperation und Kollaboration in Lerngruppen über räumliche und zeitliche Grenzen hinaus an. Der entscheidende Unterschied zwischen Kooperati-on und Kollaboration besteht darin, dass sich Kollaboration durch ein gemeinsames, von allen am Lernprozess Beteiligten geteiltes Ziel auszeichnet oder dass bei der Zusammenarbeit ein großer Wert auf das Aushandeln gemeinsamer Ziele, Prozesse und Ergebnisse gelegt wird (Haake, Schwabe, Westner, 2012, S.11; Azadegan & Harteveld, 2014).

Die Notwendigkeit zum Einsatz von Kollaborationssystemen entstand auch, weil viele Arbeitnehmer heute nicht am gleichen Ort und zur gleichen Zeit arbeiten. Mehrbenutzer- oder Kooperative Editoren ermöglichen nicht nur eine gemeinsame Datenablage, sondern die gemeinsame Erstellung und gleichzeitige Bearbeitung eines Textes oder eines anderen Artefakts über räumliche Grenzen hinweg. Mit dem Collaborative Writing wird ein ähnlicher Effekt erzielt, als würden die Bearbeiter zusammen am gleichen Endgerät sitzen. Ein Beispiel für Collaborative Writing ist das an Microsoft Office angelehnte Google Docs. Es beinhaltet u.a. Editoren für Textdokumente, Präsentationen, Tabellenkalkulationen und Zeichnungsobjekte, die über einen Link geteilt und sowohl asynchron als auch synchron bearbeitet werden können. Die CSCL- Technologie bieten spezielle Werkzeuge, um z.B. Koordinationsverluste zu vermeiden. Mithilfe sogenannter sozialer Protokolle sind die Handlungsschritte der einzelnen Mitglieder abrufbar und über Floor-Control können bei Bedarf die Zugänge gesteuert werden.

Auch ist mit Hilfe von Awareness- Tools soziale Wahrnehmung möglich, d.h. auch bei textbasierter Kommunikation können die Präsenz und die Aktivitäten der Mitglieder dargestellt und so wahrgenommen werden. Man unterscheidet hierbei zwischen Social Awareness, Activity Awareness und Task Awareness. Diese Werkzeuge können je nach Medium unterschiedlich sein (Schümmer & Haake, 2012, S86). So kann man z.B. bei Google Docs ersehen, wer von der Gruppe gerade anwesend ist. Bei einer vorhandenen googlemail-Adresse wird der Avatar mit dem richtigen Namen angezeigt. Falls ein Nutzer keine entsprechende Adresse hat, wird der Avatar anonymisiert (z.B. Anonymer Panda). Ebenso ist bei dem gemeinsamen Schreibprozess mittels der unterschiedlich gefärbten Teilnehmercursors die Aktivität der einzelnen Gruppenmitglieder zu ersehen. Mittels technischer Raffinessen ist es auf diese Weise möglich, dass die Teilnehmer immer die aktuell bearbeitete Version sehen können, obwohl nahezu zeitgleich andere Teilnehmer den Text verändern. Im gleichen Werkzeug kann die Gruppe sich für Absprachen mittels einer Kommentar- und einer Chatfunktion synchron austauschen (Abts & Mülder, 2017, S. 251f.; Holmer & Jödick, 2012, S.115).

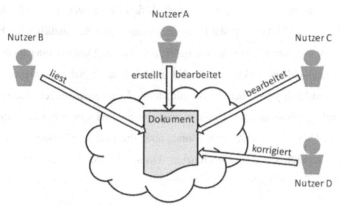

Abbildung 2: Collaborative Writing mit Google Docs (Quelle: Abts & Mülder, 2017, S.252)

Der Partizipations- und Wissensaustauschgedanke verstärkte auch die Idee einer kostenlosen Bildung für alle Menschen. Das Konzept bzw. die Idee der freien Bildungsressourcen (Open Educational Ressources) ist von der Vision geleitet eine Bildungswelt zu erzeugen, in welcher jeder Mensch auf der Welt kostenlos Zugang zu einem global aggregierten Wissensbestand haben kann. So werden nicht nur Videos, Software oder digitale Lehrbücher im Internet für alle zugänglich gemacht, sondern gesamte Kurse in Form von MOOCs (Massiv Open Online Courses) von Bildungsanbietern und Hochschulen für alle interessierten Nutzer bereitgestellt bzw. angeboten (Dittler, 2017, S.51; Karrasch et al., 2015, S.9).

Mobile Technologien bilden die Basis der vierten E-Learning Welle und brachten eine gravierende Veränderung mit sich. Nicht mehr nur zuhause oder auf der Arbeit ist eine Internetnutzung möglich, sondern dank smarter Endgeräte besteht eine ubiquitäre und jederzeitige Verfügbarkeit des Internets. So bieten mobile Technologien eine weitere Entgrenzung des Lernens, gerade in Bezug auf den Lernort.

Auf der Ebene der Mikromobilität können Lernende im Prinzip nun überall lernen. Hierdurch wird ein „Casual Learning", ein beiläufigeres und informelles Lernen möglich, auch in privaten und beruflichen Alltagsroutinen. Für mobiles Lernen speziell konstruiert, das „Microlearning", kurze Lerneinheiten, sogenannte „Learning Nuggets", mit denen beispielsweise Wartezeiten sinnvoll fürs Lernen genutzt werden können. Auf der Ebene der Makromobilität kann Lernen nun auch den natürlichen Orten angepasst werden, die zum Lernen passen, das kann z.b. ein Museum oder auch der Zoo sein, also realweltliche Exkursionen, aber natürlich auch Arbeitskontexte. Der Begriff Augmented Reality ist daher ebenso mit Mobile Learning assoziiert. Ein realer Standort kann mit spezifischen Daten angereichert werden und hierzu passende Informationen liefern. Und selbstverständlich können auch die Kommunikations- und Kooperationstools ubiquitär für den unbegrenzten Austausch und die Zusammenarbeit genutzt werden (de Witt 2013, S.15f.).

Dank technischem Fortschritt können zudem immer ausgefeiltere Programme moderne Lernsysteme, sog. Analytics, aufgrund von Interaktionsdaten eine Adaptivität ermöglichen, d.h. die Anpassung der Lernangebote an die Präferenzen des jeweiligen Nutzers. Das Lernsystem kann den Wissensstand, die Fehler des Lernenden im Lernprozess und den Unterstützungsbedarf ermitteln, um ihm dementsprechend angepasste Inhalte im nächsten Lernschritt anzubieten (Dittler, 2017, S.109).

Der Begriff E-Learning 4.0 ist vom Begriff „Industrie 4.0" beeinflusst. Die sog. vierte industrielle Revolution zeichnet sich durch eine Automatisierung der Produktion und Prozesse aus. Mittels einer Verzahnung mit modernster Informations- und Kommunikationstechnik wird eine intelligente und flexible Produktion ermöglicht. Wesentlich kennzeichnend für „Industrie 4.0" ist demnach eine durchgängig-synchrone Integration von physischen Prozessen und digitalen Daten. Natürliche und künstliche Intelligenz sollen sich sinnvoll und nutzbringend ergänzen. Hier liegt auch die Herausforderung, die es dabei zu meistern gilt, den Mensch, die Technik und IT im Arbeitsprozess intelligent miteinander zu kombinieren. Die Mitarbeiter haben hierbei auch eine höhere Verantwortung und müssen Arbeitsabläufe und Zusammenarbeit organisieren (Bauer, Dworschak & Zaiser, 2017, S.125f.; BMBF, 2017, S.14f.).

Laut Dittler (2017, S.43f.) zeichnet sich E-Learning 4.0 daher durch ein ubiquitäres, smartes und soziales Lernen aus, bei dem der Austausch mit anderen Lernenden eine deutlich wichtigere Rolle spielen wird, als der Abruf vorgefertigten Lerncontents.

2.2 Potentiale digitaler kooperativer Medien für das Lernen und den Kompetenzaufbau

Es wird deutlich, dass tiefergehende Lernprozesse mit Methoden der konstruktivistischen, pragmatischen und konnektivistischen Lerntheorie angestoßen werden und es auch diese sind, die eine Kompetenzentwicklung fördern. Sie zeichnen sich durch eine veränderte Lernkultur aus, indem der Lernende eine aktive Rolle einnimmt und der Lehrende die Rolle eines unterstützenden Begleiters. Man spricht hierbei auch von der Wende von der Erzeugungs- zur Ermöglichungsdidaktik, die unter dem Motto steht: „So viel Autodidaktik wie möglich - so viel Belehrung bzw. Instruktion wie nötig" (Arnold & Lermen 2005, S. 50).

Auch unter E-Learning 4.0 hat das virtuelle soziale Lernen trotz immer ausgefeilterer digitaler Lernsysteme seine Bedeutung nicht verloren und ist als ein wichtiger Bestandteil anzusehen, das das selbstgesteuerte Lernen mit digitalen Medien ergänzt.

Allgemein ermöglicht das Gespräch mit Anderen das Überprüfen eigener Wissensbestände, das Bereinigen von Fehlern, die gemeinsame Zielfindung, das kritische Denken und die Erkenntnis im Dialog (Faulstich 2013, S. 184). Gruppenarbeiten ermöglichen ein Miteinander- und Voneinander- Lernen. Hierbei lernen heutzutage auch Lernende von Lehrenden und umgekehrt. Kooperation fördert die Soziale- und die Selbstkompetenz (de Witt & Grune, 2012, S.43). Bekannt sind bei Gruppenprozessen sozialpsychologische Phänomene, z.B. der Köhlereffekt und die Soziale Kompensation. Stärkere Gruppenmitglieder helfen den schwächeren und die Schwächeren strengen sich mehr an, da sie für eine schwache Gruppenleistung nicht verantwortlich gemacht werden möchten. Aber bekannt ist auch das Soziale Faulenzen, gerade bei nicht identifizierbaren Aufgaben der einzelnen Gruppenmitglieder. Bei Diskussionen trauen sich einige Mitglieder aufgrund von Gruppenkonformität, oder der Dominanz anderer, nicht etwas zu sagen, oder es kommt bei Gruppenzusammenarbeit zu Koordinationsproblemen (Schulz-Hardt & Brodbeck, 2014, S.474f.; Fischer, Asal & Krüger, 2013, S.129; de Witt & Grune, 2012, S.44).

Die Vorteile kommunikativ-kooperativen Lernens treffen auch auf virtuelle Gruppen zu. Teilweise gibt es spezielle Merkmale, die sogar vorteilhafter sind als bei Präsenzgruppen.

Es hat sich gezeigt, dass in Bezug auf Kommunikation je nach Zweck reichhaltige Medien (in der viele Hinweisreize der Kommunizierenden offensichtlich sind, wie z.b. die Präsenz- Face to Face Kommunikation) nicht immer am geeignetsten sind, denn sie können zu einer Ablenkung von der eigentlichen Aufgabe und zu einer Überkomplizierung der Situation führen (Schwabe, 2012, S228; Kerres, 2013, S.199).

Das Kommunikationsmedium sollte also bezüglich seiner Merkmalsausprägungen passend zu der jeweiligen Kommunikationsaufgabe ausgewählt werden. Die Media Synchronity Theory von Dennis und Valachich (1999) ist bei dieser Auswahl hilfreich und liefert den theoretischen Hintergrund. Die Theorie verdeutlicht u.a., dass sich synchrone Kommunikationsmedien wie Chats, für konvergente Prozesse, z.b. für eine Informationsverdichtung, eine gemeinsame Absprache oder Meinungsbildung, besonders gut eignen, da eine unmittelbare Rückmeldung der Gruppenmitglieder oder des Lernbegleiters erfolgen kann. Für divergente Prozesse, z.b. für Phasen der Informationsübermittlung oder -sammlung, eignen sich wiederum asynchrone Medien, wie z.b. ein Forum, besser. Es ist ein paralleles Arbeiten möglich und die Rückmeldung erfolgt zeitversetzt. Die Beiträge können vorher besser durchdacht und überprüft sowie bei Bedarf auch revidiert werden. Auch sind diese dann nach dem Verschicken länger bzw. dauerhaft verfügbar und können auch zu einem späteren Zeitpunkt nochmal von allen in Ruhe durchgelesen werden. Diese Medien sollten für den Wissenserwerb, Wissensaustausch oder für die Phase der Ideengenerierung gewählt werden (Kerres, 2103, S.200f.).

Außerdem hat es sich gezeigt, dass sich die Teilnehmer bei der computervermittelten Kommunikation aufgabenorientierter verhalten und die Partizipation ausgeglichener ist als in der Face-To-Face-Kommunikation. Statusunterschiede und andere Benachteiligungen werden in der textbasierten Kommunikation herausgefiltert. Vorurteile oder

Stereotypdenken können dann nicht so einen großen Einfluss nehmen (Döring 2010, S. 166).

Showers, Tindall & Davies (2015) konnten aufzeigen, dass der Partizipationsgrad in einem virtuellen Community-Forum sogar größer war als in der Face-to Face-Kommunikation.

Eine soziale Präsenz ist für das Lernen und die Kommunikation wichtig, aber auch bei der textbasierten Kommunikation, die sich durch eine geringe Anzahl verfügbarer sozialer Hinweisreize auszeichnet, dennoch möglich über die beschriebenen Awareness-Tools. Eine soziale Präsenz könnte in Prinzip durch Profilbilder verstärkt werden, ist aber auch nicht grundsätzlich sinnvoll, da es auch hier zu Ablenkungen kommen könnte. Hier kommt es auf die spezielle virtuelle Lerngruppe und auf den Grund des Zusammentreffens an. Wenn Ideen generiert werden sollen, oder Vorschläge für wichtige Entscheidungen eingebracht werden, so ist eine Anonymisierung durchaus gewünscht, um negative Gruppendynamiken zu vermeiden (z.b. dem Einfluss von Status, oder Sympathie) (Manstead & Livingstone, 2014, S.31f.). Nonverbales Verhalten wird bei der textbasierten CvK u.a. auch über die Länge der Nachricht, den Kommunikationsstil und den Gebrauch von Emoticons kommuniziert. Dabei wird der Einsatz von Emoticons im Vergleich zur FtF- Kommunikation alleinig bewusst, also überlegt und absichtlich, gewählt (Boos et al, 2009, S.66f.).

Allerdings ist auch bekannt, dass einige Mitglieder beim ersten Mal Hemmungen haben über das Medium Computer zu kommunizieren, gerade wenn jede Äußerung bei asynchronen Medien dauerhaft gespeichert und für alle Teilnehmer sichtbar bleibt. Dennis und Valachich (2008) weisen darauf hin, dass ein vorheriges Kennenlernen vorteilhaft ist. Nicht allein deswegen wird heutzutage ein hybrides Lernen, das Blended-Learning, empfohlen mit zumindest einer Kick-Off Veranstaltung als Präsenzseminar. Der Vorteil bei virtuellen Communities im Unternehmen, oder in den Berufsforen ist, dass sich die Mitglieder hier durch eine Corporate Identity, oder eine gemeinsame Berufsidentität, verbunden fühlen. Aber es wird deutlich, wie wichtig auch das Einüben solcher Kommunikationsformen in formalen Bildungskontexten und dem Vorstellen von entsprechenden Kommunikationsregeln bzw. einer Netiquette ist, auch um das andere Extrem, die Enthemmung bis zum Cyber-Mobbing, zu vermeiden (Janneck, 2012, S.62; Schenk, 2012, S.210; Kielholz, 2008, S.18).

Mit Social Software ist, wie bereits erwähnt, die Möglichkeit der Gruppen- und Netzwerkbildung sowie des Wissensaustauschs nahezu grenzenlos geworden. Die schriftliche Kommunikation bietet als positiver Faktor für die Lernenden auch einen weiteren Lern- bzw. Kompetenzgewinn: Das eigene Produzieren von Texten stärkt die schriftliche Ausdruckskraft. Außerdem werden die schriftlichen Beiträge besser durchdacht und ausformuliert als ein spontaner Redebeitrag (Kerres, 2013, S. 205).

Die Besonderheit eines Forums ist zudem, dass parallel an mehreren Diskussionssträngen diskutiert werden kann. Dieses Multithreading ermöglicht eine reflektierte Interaktivität. Außerdem wird dadurch auch ein geringerer Konsensdruck erzeugt als in einer synchronen Diskussion. Foren eignen sich besonders gut für den reflektierten Erfahrungsaustausch (Ullrich & Schiek, 2014, S.468f.). Ebenso werden durch die angestoßenen Reflexionsprozesse metakognitive Kompetenzen gestärkt (Seufert, 2012, S.434f.)

Das Stärken der Schriftlichkeit gilt natürlich auch für asynchrone schriftliche Kooperationsprozesse mittels eines WIKI, Glossars, oder dem Microblogging. Hier wird, wie in Kapitel 2.1 erwähnt, Wissen gemeinsam zusammengetragen und neben der Stärkung der Schriftlichkeit wird auch der Umgang mit Hypertexten trainiert, da auch eigenständig Texte mit Hyperlinks erstellt werden können. Außerdem stärken sie die intrinsische Motivation, da das Kompetenzerleben, die Selbstbestimmung und die soziale Eingebundenheit angeregt werden (Arnold et al., 2018, S.228ff.; Moskaliuk & Kimmerle, 2008, S.10).

Auch für den Schulbereich gibt es Erkenntnisse zur Lernwirksamkeit digitaler kooperativer Medien. Falakmasir und Habibi (2010) erforschten in ihrer Studie die Auswirkungen einer Reihe von E-Learning-Aktivitäten auf die Lernentwicklung der Schüler. Dabei fanden sie heraus, dass die Teilnahme in virtuellen Klassenzimmersitzungen die wesentlichsten Auswirkungen auf die Abschlussnoten der Schüler hat. Wecker und Fischer (2014) stellten in ihrer Studie fest, dass die Argumentationsfähigkeit von Schülerinnen und Schülern durch computergestützte, kollaborative Lernprogramme gesteigert werden kann.

Eine besondere Herausforderung stellt die synchrone Zusammenarbeit bei CSCL- Assessments dar. Bei der synchronen Kommunikation kann es zwar auch Probleme geben, wer gerade das Rederecht hat. Hier gibt es integrierte Werkzeuge bzw. Icons, mit denen die Mitglieder vorher entsprechende Hinweise geben können. Bei der Kooperation bzw. Kollaboration von Lerngruppen kann die jedoch die Koordination und Selbstorganisation eine Schwierigkeit darstellen. Aufgaben- und Rollenverteilung müssen selbständig erarbeitet und umgesetzt werden. Hier kann es zu Überforderungen und damit zu schlechten Kooperationsergebnissen kommen (Wessner, 2012, S.159; Kerres & Nattland, 2012, S.254).

Auch ganz aktuelle Studien bestätigen, dass zwar die Potentiale bei der Kooperation und Kollaboration von CSCL- Gruppen weiterhin bestätigt werden, aber durch entsprechende Unterstützung noch gesteigert werden können, z.B. durch die Erstellung von (technischen) Kooperationsskripts (Bause et al., 2018; Mende et al., 2017; Weinberger & Fischer, 2012, S.234f.). Ebenfalls durch die Vermittlung der Relevanz sowie der Bedeutung des kollaborativen Lernens und der Förderung und Stärkung der einzelnen bzw. der gemeinsamen Verantwortung. Ebenso mittels Instruktionen und Rollenverteilung sowie der Verdeutlichung der Lernziele und den Regeln der Gruppenaktivität (Su, Li, Hu & Rose, 2018; Furberg, 2016).

2.3 Chancen digitaler kooperativer Tools für die Unternehmensorganisation und die Führungsarbeit

Vom Ursprung der Communities of Inquiry entstanden Learning Communities, virtuelle Lerngemeinschaften, die meist über formelle Bildungsangebote initiiert und von einem E-Tutor betreut wurden. Aus diesen Learning Communities entwickelten sich die Communities of Practice, die allein von den informell verbundenen Mitgliedern reguliert und gesteuert wurden und gemeinsam Wissen ausgetauscht, konstruiert und Probleme gelöst haben.

Social-Software-Anwendungen bieten aufgrund der beschriebenen kooperativen Nutzung und der Dissonanzen auslösenden Eigenschaften auch Potentiale für das Wissensmanagement, für die Kompetenzentwicklung der Mitarbeiter, für eine höhere Transparenz und für die Umsetzung der Vision einer Lernenden Organisation im Unternehmen (Sauter, 2014, S.10; Senge 2011, S14).

Ein Knowledge Management ist für ein Unternehmen immens wichtig, schließlich wird Wissen als ein vierter Produktionsfaktor gesehen. Unternehmensprozesse und strategische Entscheidungen werden durch eine bessere Wissensbasis effektiver. Ressourcen der Mitarbeiter werden bestmöglich genutzt und die Lern- und Anpassungsfähigkeit sowie die Synergieeffekte einer Organisation werden gesteigert (Gronau, 2009, S.4; Gerhards & Trauner, 2010, S.15f.).

So besteht in der Firma Siemens bereits seit 2005 die Community-Plattform References+ zum weltweiten Austausch von Wissen, Erfahrungen und Best Practices innerhalb des Siemens-Intranets. Auf diese Weise sind mehr als 18.000 Siemens Mitarbeiter aus über 80 Ländern über organisationale, hierarchische und geographische Grenzen hinweg miteinander vernetzt. Viele weitere Firmen nutzen seit den Anfängen von Web 2.0 Informations-, Kommunikations- und Kollaborationsplattformen, wie z.B. die Firma Cisco oder die Unternehmensberatung Accenture. Die Plattformen werden lediglich technisch erweitert. (Dittler, 2017, S.223; Back et al., 2012, S. 227f.).

So ist heutzutage schon, wie z.b. bei der Deutschen Bahn umgesetzt, eine Mischung aus einem Personal Learning Environment und der Vernetzung im sozialen Netzwerk möglich (Dittler, 2017, S.195).

Es zeigte sich, dass für ein gutes Gelingen des freiwilligen Austauschs ein Wandel der Unternehmenskultur erforderlich war. Es ist erforderlich, dass bestehende Macht- und Hierarchiestrukturen in der Organisation gelockert bzw. aufgelöst werden. Sehr wichtig ist hierbei auch die spürbare Unterstützung der Unternehmensführung. Führungspersonen haben hier eine bedeutende Rolle. Zunächst müssen Sie von den Potenzialen der digitalen Medien Kenntnis haben und diese Bildungsform ermöglichen bzw. sich auch selbst als Vorbild an der Community beteiligen. In der bisherigen Top-Down Kultur ist es für Führungspersonen selbstverständlich gewesen, alles zu kontrollieren und eine Abwärtskommunikation zu betreiben. Der Verzicht auf Privilegien oder die Möglichkeit in einer offenen, dialogfähigen Kommunikationskultur auch von einem Mitarbeiter kritisiert werden zu können, bedarf einer konstruktiven Kritikfähigkeit. Es hat sich zudem gezeigt, dass eine Mischung aus instruktionaler und transformationaler Führung, die situativ, adaptiv und nach humanistisch-ethischen Werten ausgerichtet ist, in unserer heutigen Kompetenzgesellschaft am effektivsten ist (Dittler, 2017,.S.241; Riecke-Baulecke, 2013, S.23; Fischer et al., 2013, S.165).

Es ist die richtige Dosis an Kontrolle und Selbstorganisation sowie ein Wandel hin zu einer Bottom-up Kultur notwendig, denn nur auf diese Weise werden in der heutigen Arbeitswelt die Mitarbeiterzufriedenheit und die Arbeitsmotivation der Mitarbeiter erhöht. Die Führungsperson muss sich als ein Kompetenzentwickler und Lernbegleiter sehen, Unterstützung und Rückmeldung geben und bei Veränderungen oder Neueinführungen, die alle Mitarbeiter betreffen, diese auch in die Entscheidungsprozesse miteinbeziehen. Für ein erfolgreiches Changemanagement und die Qualitätsentwicklung ist eine Transparenz und Partizipation äußerst wichtig. Nur so können sich die Mitarbeiter mit der getroffenen Entscheidung besser identifizieren und bauen keine unbewussten Widerstände auf (Ramm & Baulecke, 2015, S.125; Sauter & Scholz, 2015, S.11f.; Bundesministerium für Arbeit und Soziales, 2015, S.68f.). Das konnte auch bei der Einführung der virtuellen Austauschplattformen bestätigt werden (Back et al. 2012, S. 192f.).

Wichtig für eine Führungsperson ist ebenso das Wissen über den Nutzen digitaler Medien für die beschriebenen Gruppenentscheidungsprozesse und ebenso in Bezug auf generationengerechte Führung sowie das Recruiting der Generation Y und Z- Angehörigen, da diese für eine Personalgewinnung oftmals nur über die Social Software zu erreichen sind (Welk, 2015, S.64).

2.4 Chancen digitaler kooperativer Tools für den Pflegeberuf

Der Pflegeberuf ist ein tendenziell weniger technikaffiner Dienstleistungsberuf, zeichnet sich jedoch durch ein wissensintensives Tätigkeitsfeld aus. So wird heutzutage alle fünf Minuten eine neue medizinische Erkenntnis gewonnen. Da Pflegekräfte auch bzw. nicht nur medizinisches Wissen aktualisieren müssen, ist bei diesem Beruf die Notwendigkeit einer Wissensaktualisierung für ein kompetentes Arbeiten unbedingt gegeben (Kamin, 2013, S.16; Weinreich, 2015, S.389).

Zudem hat auch vor diesem Beruf die Digitalisierung nicht Halt gemacht: Tablets für die Erfassung der elektronischen Pflegeprozessdokumentation und den anderen Leistungsnachweisen gehören in einigen Kliniken schon zum Alltag. Auch in den Notfallaufnahmen gibt es vermehrt digitale Patientenleit- und Trackingsysteme. In den Operationssälen müssen Davinci-Roboter bedient werden und selbst in der ambulanten Altenpflege werden die Pflegeeinsätze in einigen Einrichtungen mittlerweile mit speziellen Apps erfasst. Die Digitalisierung revolutioniert die Gesundheitsversorgung, erhöht die Patientensicherheit und verändert auch die Arbeitsprozesse (Fiebig & Hunstein, 2018; Schmucker et al., 2018).

Doch wenn es um die Nutzung digitaler Medien für die Bildung und Kompetenzentwicklung geht, so sind die Potenziale digitaler Medien in der breiten Basis kaum bekannt und werden dementsprechend nicht eingesetzt. Auch in der Fort- und Weiterbildung hängt es eher von der Einzelintiative einiger Lehrer ab, ob digitale Medien in formale Bildungsprozesse integriert werden (Kamin, 2013, S.267f.). In aktueller Literatur wird dafür mittlerweile die Notwendigkeit einer Umsetzung erkannt und entsprechende Empfehlungen ausgesprochen, doch es fehlt nicht nur an Medienkompetenz bei den Pflegekräften, sondern ebenso bei den Lehrenden an Pflegeschulen (Ehlers, 2018, S.76f.).

Gerade auch im Pflegeberuf würden virtuelle Communities einen großen Nutzen für die Kompetenzentwicklung darstellen, da die Pflegewissenschaftlerin Patricia Benner schon im Jahre 1984 auf die Potenziale des Erfahrungsaustauschs für die Kompetenzentwicklung Pflegender hingewiesen hat. Benner führte im Rahmen eines Projektes zahlreiche Beobachtungen und Interviews mit unterschiedlich erfahrenen Pflegenden durch und konnte fünf Kompetenzentwicklungsstufen analysieren, die dem Stufenmodell der Kompetenzentwicklung nach Dreyfus und Dreyfus (1987) ähneln. Sie wies darauf hin, dass Pflegende, die schon ein paar Jahre im Beruf tätig sind, als „Pflegeexperten" anzusehen sind und als Berater für ihre Kollegen unverzichtbar seien.

Sie liefern z.B. wertvolle Beiträge für das frühe Erkennen von klinischen Zustandsveränderungen von Patienten und die dementsprechenden notwendigen Maßnahmen. Es wäre sehr wichtig, dass sich die Experten und auch die anderen Pflegenden mit weniger Erfahrung untereinander austauschen, um „eine gemeinsame beschreibende Sprache zu entwickeln und sich über ihre vergleichbaren Beobachtungen auszutauschen" (Benner, 2012, S.74). Diese verbalisierten Erfahrungen können dann für die Vervollkommnung eigener Kompetenzen und für die Kompetenzentwicklung anderer Pflegenden zugutekommen.

Aktuell finden in diesem Beruf auch gravierende Veränderungen statt, z.B. die Gründung von Pflegekammern in einigen Bundesländern und dem neuen Pflegeberufegesetz, so dass in Bezug auf Bildung ebenso Strategien überdacht und angepasst werden müssen (Matzke, 2018, S.121; Baumgartner & Seifried, 2011, S.21f.)

3. Die didaktische Umsetzung aufgezeigt am Blended-Learning Konzept in Weiterbildungskursen zur Führungskraft in der Pflege

Die neuen E-Learning Formate seit Web 2.0 haben, wie aufgezeigt wurde, ein hohes Potenzial die Aktivierung und Vernetzung der Lernenden zu fördern und zu einem Wandel der Lernkultur beizutragen. Digitale Medien ermöglichen das selbstgesteuerte und kooperative Lernen, an das aber zunächst herangeführt werden muss. Eine wachsende Selbstbestimmung im Lernen muss ermöglicht werden. Hier ist es die Kunst als Lehrende das gute Mittelmaß an Unterstützung zu finden: Nicht zu viel fremdbestimmte Vorgabe, um die Motivation der Lernenden nicht zu reduzieren, aber auch kein Alleinlassen, da es sonst ebenso zu Frust und Motivationsverlust aufgrund von Überforderung kommen kann.

Als erstes gilt es bei dem Einbezug digitaler Medien in einem formalen Bildungskontext, dass, genau wie für Präsenzunterrichtseinheiten auch, das Lernangebot nach den Parametern des didaktischen Feldes ausgerichtet werden muss. Medien sind als Werkzeuge zu sehen, die sinnvoll und passend zu den didaktischen Feldern, wie z.B. der Zielgruppe und der Lehr- und Lernziele gewählt werden müssen. Wenn zwei verschiedene Medien zur Erreichung des gleichen Lernzieles zur Verfügung stehen, so sollte heutzutage jedoch zum Aufbau der Medienkompetenz das digitale Medium vorgezogen werden (Arnold et al., 2018, S.301f.).

Die Qualität des mediengestützten Lernens hängt deutlich mehr von der Konzeption als von der Durchführung ab. Beim normalen Präsenzunterricht können Änderungen oder Anpassungen wesentlich einfacher umgesetzt werden. Bei einem E-Learning-Angebot ist dieses bei vielen Angeboten nicht so einfach mehr möglich. Daher sind vorherige Überlegungen, eine vollständige didaktische Planung und eine formative Evaluation zur Qualitätsentwicklung sehr wichtig (Ehlers, 2018, S.65f.).

Zur didaktischen Konzeption steht zum Beispiel die Gestaltungsorientierte Mediendidaktik nach Kerres (2001) zur Verfügung. Es handelt sich hierbei um einen präskriptiven Ansatz. Folgende didaktische Parameter sind zu berücksichtigen:

„Merkmale der Zielgruppe (z.B. soziodemografische Daten, Vorwissen, Lernort, Mobilität, Medienzugang, Lernmotivation, Lerngewohnheiten, Lerndauer sowie Einstellungen und Erfahrungen); Spezifikation von Lehrinhalten und – zielen; didaktische Methode: didaktische Transformation und Strukturierung der Lernangebote; Merkmale der Lernsituation und Spezifikation der Lernorganisation; Merkmale und Funktionen der gewählten Medien und Hilfsmittel" (Kerres, 2001, S. 135 f.; Kerres, 2013, S.74f.).

Auch Hatties Analysen weisen auf die Wichtigkeit der Berücksichtigung von Vorwissen der Lernenden hin und dass die Lernziele definiert und an die Lernenden unbedingt kommuniziert werden müssen (Hattie, 2017, S.52f.).

Bei den Lernangeboten ist sicherzustellen, dass diese nach konstruktivistischen und pragmatischen Erkenntnissen eine Handlungsorientierung aufweisen und durch Herstellung von Praxisbezügen zum Lernen anregen, insbesondere weil es sich bei den exemplarischen Kursen um eine Weiterbildung handelt.

Da heutzutage Lernangebote mit digitalen Medien in vielfältiger Form angeboten werden können (im Präsenzunterricht, auf der Lernplattform, synchrone oder asynchrone Formen etc.), müssen die unterschiedlichen Lernorte und Lernarrangements sinnvoll miteinander verbunden werden, man spricht hierbei von der Orchestrierung. Der Begriff wurde erstmalig in Bezug auf Blended-Learning angewandt. Es werden mehrere Lernziele mit diversen Lernarrangements und Technologien für die Entwicklung von reichhaltigen Lernumgebungen realisiert. Die Orchestrierung von Lernumgebungen umfasst auch sowohl unterschiedliche soziale Modi des Lernens (z.B. individuell, kooperativ), als auch Lernkontexte (z.B. zu Hause, im Präsenzunterricht, in Diskussionsforen) und Lernobjekte (z.B. Links, Text, Videos) (Weinberger, 2018, S.118f.).

Das Grobziel, das mit dem Blended-Learning Angebot des exemplarischen Weiterbildungskurses erreicht werden soll, ist neben der Vermittlung der Wissensinhalte aus dem Curriculum der Landesverordnung, auch die Stärkung der Medien- und Selbstlernkompetenz der Teilnehmenden. Dass diese Kompetenzen sowohl für die Führungsarbeit als auch zur Bewältigung der Herausforderung des Lebenslangen Lernens notwendig sind, wurde bereits erläutert.

Diese Ziele und die Relevanz dieser Angebote wurden den Teilnehmenden auch in einer Einführung im Präsenzunterricht verdeutlicht.

Die Verantwortung des Blended-Learning Konzepts liegt bei der Lehrenden, die die in der folgenden Tabelle dargestellten Angebote auch allein durchführt. In der Weiterbildungsstätte ist ein zweiter Kollege angestellt. Für den weiteren Unterricht werden externe Dozenten engagiert. Diese Kollegen nutzen auch das WLAN für den Präsenzunterricht, stellen bei der Lernplattform leider lediglich Dateien zur Verfügung. Die E-Learning Tage, an denen die Lehrende auch die komplette Zeit für die Teilnehmer ansprechbar ist, werden ebenso in dieser Form nur von ihr durchgeführt. Die Kollegen führen gelegentlich Tage mit Arbeitsaufträgen zum selbstgesteuerten Lernen ohne Unterstützung durch.

Tabelle 1: Struktur des Blended-Learning-Konzepts der exemplarischen Weiterbildung mit Auflistung von Lernformen und Lernangeboten mit digitalen Medien (eigene Darstellung)

Präsenzunterricht   **WLAN vorhanden**

→ mit eigenem Smartphone, Tablet oder Laptop

- Aufsuchen von relevanten Internetseiten zur Eigen- oder Gruppenarbeit, u.a. mit Hilfe von QR- Codes;
- Internetrecherche;
- Nutzung von Webquests und Kooperativer Editoren zum Einüben
- Nutzen von verschiedener Software zur Präsentation und Darstellung (z.B. für Vorträge, zur Erstellung von Stellenbeschreibungen, Organigrammen etc.);
- evtl. Durchführung der Tests und Übungen aus der Moodle-Lernumgebung

Praktika
Umgang mit digitalen Systemen je nach Praktikumsort

Moodle- Lernplattform
→ für das selbstgesteuerte Lernen zur ubiquitären Verfügbarkeit
→ Nutzung von einigen Lernangeboten an den E-Learning Tagen
- angereichert mit Textdateien, Internetlinks zu relevanten Internetseiten, MOOCs oder Berufsforen;
- Podcasts und Videos, teilweise mit integrierten H5P- Übungen,
- Lektionen zu bestimmten Themen;
- Glossar oder WIKI;
- Forum für Kontaktanfragen außerhalb der Präsenzzeit;
- Links zu Learning-Apps
- weitere vielfältige Tests und Übungen

E-Learning Tage
→ **Lehrende ist in der gesamten Zeit über mehrere Medien erreichbar** (Unterrichtszeit mit ca. 8 Std.)
→ bestehen aus Anteilen selbstgesteuerten Lernens und kooperativen Lernformen (synchron und asynchron)
→ eine für diese mediale Lernform geeignete Thematik aus dem Curriculum
→ ein „Kooperationsskript" als Leitfaden mit jeweiligen Lernaufgaben, Zeitplan, Rollenverteilung etc.

selbstgesteuerte Lernangebote:
- Übungen zur Steigerung der Medien- und Internetrecherchekompetenz
- Bearbeitung der jeweiligen Thematik mit Textdateien, Inhalten aus Internetseiten, Sequenzen aus Videos, etc.
- Bearbeitung der Tests und Lernübungen

kooperative Lernangebote:
- Erstellung von Glossar oder WIKI
- Forumsdiskussionen
- Synchrone Erstellung von Artefakten mit Kooperativen Editoren (Google Docs; Padlet)
- Nutzung von Lernaufgaben wie Fallbeispiele

Es wird deutlich, dass Lehrende, die eine Orchestrierung vornehmen und vielfältige mediale Lernformen anbieten, selber über bestimmte *Kompetenzen* verfügen müssen: Zunächst benötigen Lehrende eine fundierte *Medienkompetenz*, die sich nach Winterhoff- Spurk (1997) in drei Ebenen einteilen lässt:

- *Technische Medienkompetenz* bedeutet, dass die Handhabung von Hard- und Software und die Bedienung der technischen Geräte beherrscht werden.

-*Soziale Medienkompetenz* schließt die Fähigkeit ein, Informationstechnologien sozialkritisch zu reflektieren und diese als Medien sozialer Kooperation zu nutzen.

-*Selbstbezogene Medienkompetenz* ist die Befähigung sich aktiv und reflexiv mit den technologischen Medien auseinander zu setzen und sie nach eigenen Interessen zu verwenden.

Betreuende von virtuellen Lernformen müssen selbst technisch versiert sein und selbstbewusst mit neuen Medien umgehen können. Sie müssen Lernende bei technischen Problemen beraten und können nur bei gravierenden technischen Problemen auf einen Support verweisen (Boos et al., 2009, S.17; Rautenstrauch, 2001, S. 35). Zudem sollten die Merkmale der einzelnen Medien bekannt sein, also z.B. auch die Modelle der Medien- und Kommunikationspsychologie, die in Kapitel 2.3 beschrieben wurden, denn Lehrende müssen zu der jeweiligen Lernaufgabe das passende Medium aussuchen und bestimmte Maßnahmen treffen, um evtl. Merkmalen der einzelnen Medien gegenzusteuern.

Natürlich sind *didaktische Kompetenzen* erforderlich und *Kenntnisse in der medialen Gestaltung*, denn virtuelle Lernumgebungen sollen motivierend und ansprechend aufbereitet sein. Hier sind Erkenntnisse der Lerntheorien und motivationsfördernde Maßnahmen anzuwenden.

Auch eine *Informationskompetenz* ist erforderlich, sie müssen eine effektive Internetrecherche betreiben können, um den Lernenden geeignete Informationen gezielt anzubieten. Natürlich müssen sie die dargebotenen Internetinhalte vorher auch kritisch begutachten können.

Eine *Kommunikationskompetenz* beinhaltet neben einer guten Sozialkompetenz ebenso die Kenntnis über die Wirkung der verschiedenen virtuellen Medien.

Bei der textbasierten computervermittelten Kommunikation ist eine gute schriftliche Ausdrucksfähigkeit notwendig (Rautenstrauch, 2001, S.37). Bei kooperativen Lernformen sind Leitungs- und Moderationsfähigkeiten erforderlich. Die Lehrenden müssen Diskussionsimpulse setzen, zur Teilnahme motivieren, Rückmeldungen und Feedback geben (Boos, 2009, S.64f.). Eine Wissenskonstruktion der Gruppe steuern, indem wichtige Hinweise entweder optisch hervorgehoben werden, oder auf ungeteilte Informationen hingewiesen wird (ebd., S. 82f.). Ebenso müssen Sie eine gute Kompetenz im Umgang mit Störungen, die vielfältiger Natur sein können (kommunikative, technische, disziplinarische Störungen, etc.), aufweisen. Lehrende benötigen natürlich auch *Kenntnisse über das selbstgesteuerte Lernen, Zeit- und Projektmanagement* betreiben und sie benötigen ebenso *ausgeprägte Organisationsfähigkeiten* (Katzlinger, 2009, S. 252f.).

Folgende Vorarbeit musste zuvor vorgenommen werden: So sind zunächst die Kursräume in der Moodle-Lernplattform für die Weiterbildungskurse eingerichtet worden. Es wurde zur Übersichtlichkeit das Themenformat gewählt, da die 720 Stunden Theorie innerhalb der zwei Jahre auf mehrere Blockwochen verteilt sind und eine zeitliche Einteilung zu unübersichtlich geworden wäre. Administrationstätigkeiten wurden vorgenommen, wie z.B. die Eingabe der Teilnehmerdaten und die Vergabe von Zugangsdaten.

Bei der Gestaltung der Kursräume sind neben der Beachtung kognitivistischer und Multimedia-Design Erkenntnisse auch bisherige Studien zur Usability von Moodle-Lernplattformen miteinbezogen worden. Rakoczi (2012) empfiehlt nach einer Eye-Tracking Untersuchung eine sinnvolle Platzierung der grafischen Elemente und eine zweispaltige Gliederung des Layouts, da sonst die Nutzer die Moodle- Plattform als zu überladen empfinden. Da die Leserichtung in unseren Breitengraden allgemein linksorientiert ist, sollten nur wenige Bedienelemente rechts platziert werden. Die zentrale Kursspalte wird am intensivsten fixiert, daher sollte dieser Bildschirmbereich optisch ansprechend sein. Auch die Anzahl der Blöcke sowie die Anzahl der Funktionen sollten nicht zu hoch sein (siehe Screenshot der Moodle-Lernplattform im Anhang).

Eine Lernumgebung bringt Ordnung und Systematik, indem sie Inhalte bietet, die auf die Lerninteressen und Lernsituationen der Lernenden angepasst sind, z.b. durch das Einstellen zielgerichteter Dateien und Links, die für den Beruf relevant sind. Die Lernplattform kann sozusagen als Wegweiser durch die zahlreichen Verzweigungen des Internets fungieren. Die Teilnehmer können sich dann auch diese speziellen Links auf ihrem PC unter der eigenen Favoritenleiste abspeichern und diese auch nach der Weiterbildung für das selbstgesteuerte Lernen nutzen. Ebenso wurden Links zu MOOCs und Berufsforen eingestellt.

Als ergänzendes Lernangebot zu Themen des Präsenzunterrichts wurden Videos mit der Software Active Presenter erstellt und teilweise mit H5P- Übungen angereichert. Diese können selbstgesteuert genutzt werden und sind, wie beschrieben worden, besonders lernförderlich.

Als Tests und Lernübungen wurden zum einen LearningApps erstellt. Unter der gleichnamigen Internetseite können diese Lernapplikationen entweder selbst konstruiert werden, oder von anderen Personen erstellte Apps können ebenso von allen registrierten Nutzern kostenfrei für das Lernen verwendet werden. Die Weiterbildungsteilnehmer sollen durch das Kennenlernen dieser Lernmöglichkeit dazu motiviert werden, entweder für sich selbst bzw. dann auch im Austausch, diese Apps für das Lernen vor den anstehenden Prüfungen zu erstellen, oder auch für die Praxisanleiter- Tätigkeit zu nutzen, da diese Qualifikation mit in der Weiterbildung integriert ist.

Zum anderen wurden auch für die Teilnehmer passend zu den Unterrichtsthemen als Lernergänzung Tests und Lernaufgaben in der Lernplattform erstellt. Wie bereits in Kapitel 2.1 erläutert hängt es von der Qualität solcher Fragen ab, ob diese didaktisch sinnvoll sind oder nicht.

Lernaufgaben sollen den Lernenden kognitiv, emotional und motivational ansprechen. Sie sollten nach dem Ansatz des situierten Lernens bzw. des Pragmatismus einen Bezug zur Lebenswelt des Lerners aufweisen und möglichst eine kognitive Dissonanz auslösen. Zudem haben Lernaufgaben gleichzeitig die Funktion der Sicherung, die durch Anwendung, Übung und Prüfung erfolgen kann. Die Fragen sollten so gestellt sein, dass sie genau und aufmerksam gelesen werden müssen, welche Antwort gefor-

dert wird. Hierunter zählen u.a. Mehrfachauswahlfragen und Fragen, die negativ formuliert sind. Anspruchsvolle Antwortformate oder spezielle Rückmeldungen können
eine intensive Beschäftigung mit den gestellten Fragen nach sich ziehen (Petschenka et
al., 2004, S. 12f).

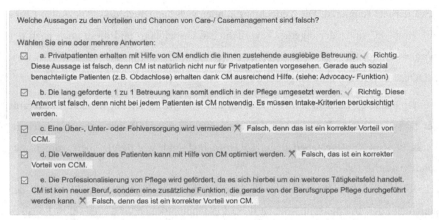

**Abbildung 3: Screenshot einer Testaufgabe mit Rückmeldungen aus der Moodle-Lernplattform
(weitere siehe Anhang)**

So konnten Bracken, Jeffres und Neuendorf (2004) aufzeigen, dass computervermittel-
tes Feedback über reinen Text sogar höhere Leistungs- und Motivationswerte erzielte
als eine persönliche Leistungsrückmeldung in Form einer vertonten Sprachausgabe.

Rückmeldungen und Feedback zu äußern ist auch eine der Aufgaben, die Lehrende bei
der Betreuung der computervermittelten kommunikativ- kooperativen Lernprozesse
vornehmen müssen. Sie übernehmen die Rolle eines Online-Moderators und Tele-
Tutors. Hierfür ist die Kenntnis folgender Theorien bzw. Konzepte sehr nützlich:

Garrison, Anderson und Archer (2001) erarbeiteten das *Konzept des Community of Inquiry.* Dieses besagt, dass beim kooperativen Lernen und bei der Wissenskonstruktion
in Gruppen sich drei Elemente förderlich auswirken: Die *Cognitive Presence*, die
Social Presence und die *Teaching Presence*:

Die *Cognitive Presence* umfasst die bei der Lehrenden die Tätigkeiten der inhaltlichen
Gestaltung und wird bei den Lernenden durch die Wissenskommunikation, die ge-

dankliche Auseinandersetzung mit der Thematik und einer kritischen Reflexion aufgebaut.

Die *Social Presence* wird erreicht, wenn die Kommunizierenden sich als reale Personen wahrnehmen und ihr persönlicher Charakter die Lerngemeinschaft bzw. den innerhalb der Community geführten Diskurs unterstützt. In virtuellen Diskussionen kann diese soziale Präsenz beispielsweise durch persönliche Profile mit Fotos der Teilnehmer gefördert werden. Eine Besonderheit gibt es für Lehrende in ihrer sozialen Präsenz bei der Zusammenarbeit mit Kooperativen Editoren bzw. dem Application Sharing zu beachten. Hier konnten Bradner und Mark (2001) aufzeigen, dass bei den Teilnehmern Bewertungsangst, eine soziale Hemmung und ein Gefühl des Beobachtet Werdens allein durch die Anwesenheit des Lehrenden ausgelöst wird und dieses dann zu schlechterer Leistung führt. Es reichte hierbei sogar nur ein Video- Standbild des Lehrenden. Wenn es allerdings zu einem kommunikativen Austausch kommt, der Lehrende Rückmeldungen gibt, etc., so wird dieser persönlicher wahrgenommen und die Lernleistung wird gefördert (Paechter et al., 2001, Boos et al., 2009, S.91).

Die *Teaching Presence* beschreibt die wichtige Unterstützung durch Lehrende, mit der die vorhandenen Potenziale kooperativer virtueller Lernformen optimal ausgeschöpft werden können. Hierfür müssen drei Komponenten umgesetzt werden: Der Bereich Design und Organization umfasst die Konzeption und Gestaltung der Lernszenarien. Der Bereich Facilitating Discourse umfasst die den Diskurs unterstützenden Aktivitäten. Die Direct Instruction betont die Wichtigkeit, die Lernenden auch fachlich kompetent zu fördern (Garrison et al., 2001, S. 89ff.; Boos et al., 2009, S.110f.). Diese drei förderlichen Präsenzelemente sind auch in aktuellen Studien in ihrer Wichtigkeit bestätigt worden (u.a. Kozan, 2016).

So ist bei der Unterstützung von Forumsdiskussionen nach der Vereinbarung der Kommunikationsregeln bzw. Netiquette das Anstoßen der Diskussion und die in Gang Haltung durch Einbringen von verschiedenen Impulsen sehr wichtig. Hier ist auch die delikate Balance zwischen Zurückhaltung und Intervention wichtig. Falls eine Diskussion sich zu sehr ausweitet, können kurze Zusammenfassungen über den Diskussionsstand eingestellt, oder die verschiedenen Argumentationen in neue Threads übergeleitet werden.

Für das erste Einüben von Forumsdiskussionen eignen sich einfache Themen, zu denen aber alle Teilnehmer mit ihren persönlichen Erfahrungen beitragen können (Arnold et al., 2018, S.299; Bett & Gaiser, 2010, S. 4f.; Boos et al., 2009, S.58).

So wurden für den ersten und zweiten E-Learning Tag bei dem Weiterbildungskurs durch die Lehrende je drei verschiedene Diskussionsstränge angelegt, zu denen nach persönlicher Wahl geantwortet werden konnte.

Es handelte sich vorwiegend um Themen, die jeder Teilnehmer durch seine eigenen persönlichen Erfahrungen anreichern konnte.

Impulse der Lehrenden dienten für weitere Gedankenanstöße. Das Einbringen der verschiedenen Erfahrungen sollte verschiedene Sichtweisen und Problemlösestrategien aufzeigen und zu kognitiven Prozessen führen.

Man konnte bereits am zweiten E-Learning Tag merken, dass die Teilnehmer sich ohne Hemmungen gegenseitig austauschten und ergänzten. Die folgende Abbildung zeigt einen Screenshot eines Forumsthreads vom ersten E-Learning Tag mit einer Impulsgebung durch die Lehrende. Im Anhang sind weitere Ausschnitte aus Forendiskussionen zu finden.

Re: Wissenschaftliches Arbeiten in der Pflege
von   - Freitag, 18. August 2017, 10:10

Vorteile der Akademisierung sind definitiv eine Professionalisierung der Pflege und damit eine qualitativ verbesserte Versorgungsqualität durch zahlreiche Entwicklungsmöglichkeiten während oder nach einem entsprechenden Studium. Neue fachspezifische Qualifikationserfordernisse entstehen und übergreifende Qualifikationen wie die Fähigkeit zur interprofessionellen Zusammenarbeit gewinnen an Bedeutung (vgl. Wissenschaftsrat 2012, Empfehlungen zu hochschulischen Qualifikationen für das Gesundheitswesen, www.wissenschaftsrat.de/download/archiv/2411-12.pdf).

Ohne jede Frage wird aber auch weiterhin direkte Pflege „am Bett" benötigt - ein Patient profitiert bei der unmittelbaren Erfüllung seiner primär erstmal wenig bis gar nicht von akademisiertem Pflegepersonal. Der Spagat wird in Zukunft sein, die Aufgaben- und Kompetenzabgrenzungen zwischen akademisch Ausgebildeten und „Hilfskräften" in der Pflege praxisnah zu bewerkstelligen. Nachteile einer Vollakademisierung sehe ich beispielsweise darin, dass Gefahr besteht, wenn Hilfskräfte vor Ort auf schwierige Pflegesituationen stoßen und schnelle Entscheidungen treffen müssen, die aufgrund ihrer mangelhaften Ausbildung zu Pflegefehlern führen können.

Dauerlink | Ursprungsbeitrag | Bearbeiten | Thema teilen | Löschen | Antworten

Re: Wissenschaftliches Arbeiten in der Pflege
von   - Freitag, 18. August 2017, 10:53

ich sehe auch die Akademisierung in der Pflege mit einem lachenden und einem weinenden Auge entgegen. Wir brauchen sicherlich eine Professionalisierung der Pflege auf der einen Seite, aber auf der anderen Seite die Professionelle Pflege am Patienten. In der Zukunft wird es sich zeigen ob es Pflegepersonal der ersten oder der zweiten Klasse geben wird, da der Stellenwert einer akademischen Ausbildung gegenüber der klassischen Ausbildung oft höher bewertet wird.

Dauerlink | Ursprungsbeitrag | Bearbeiten | Thema teilen | Löschen | Antworten

Re: Wissenschaftliches Arbeiten in der Pflege
von Eva Ortmann-Welp - Freitag, 18. August 2017, 10:57

@ Michael: Gute Überlegungen

In den USA sind ja schon lange Mitarbeiter mit verschiedenen "Pflegequalifikationen" tätig. Studien belegen, dass das Vorhandensein von studierten Pflegefachkräften (bei uns könnte man darunter auch die weitergebildeten Fachpflegepersonalkräfte zählen) sich sogar auf die Patientensterblichkeitsrate auswirkt.

http://www.thelancet.com/journals/lancet/article/PIIS0140-6736(13)62631-8/abstract

http://verbaendedialog.de/archiv/Stellungnahme1_Verbaendedialog.pdf

Wer Zeit und Lust hat: In der Hochschule Osnabrück findet im Oktober ein interessantes Treffen zum Thema statt: Bachelor am Bett

Hier der Flyer:

https://www.hs-osnabrueck.de/fileadmin/HSOS/Homepages/Osnabruecker-Gesundheitsforum/Flyer_15_Gesundheitsforum_2017.pdf

Dauerlink | Ursprungsbeitrag | Bearbeiten | Thema teilen | Löschen | Antworten

Re: Wissenschaftliches Arbeiten in der Pflege
von   - Freitag, 18. August 2017, 11:03

"Bachelor am Bett" klingt als Fortbildung sehr interessant, das werde ich für mich mal in Erwägung ziehen.

Dauerlink | Ursprungsbeitrag | Bearbeiten | Thema teilen | Löschen | Antworten

Abbildung 4: Screenshot einer Forumsdiskussion mit einer Impulsgebung durch die Lehrende (weitere Screenshots im Anhang)

Für die synchronen Gruppenaufgaben mit den Kooperativen Editoren wie z.B. Google Docs empfiehlt es sich Kooperationsskripts zu erstellen.

Diese Skripts enthalten Angaben über folgende Komponenten, wie z.B. die Teilnehmer, die Gruppenzusammenstellung, die jeweiligen Aktivitäten, Rollen und Ressourcen. Eine mögliche Zuordnung wäre etwa z.B. Lernern in bestimmte Rollen oder Gruppen sowie Aktivitäten zuzuweisen. Außerdem kann auch das Zeitmanagement der Lerner übernommen bzw. vorgegeben werden (Weinberger, 2018, S.125f.). Diese Scripts sollen gerade zum Einstieg in das kooperative Medium Lernprozesse regulieren und den Koordinationsaufwand reduzieren. Computerunterstützte Skripts ermöglichen eine adaptive Passung an den einzelnen Lerner und zielen darauf ab, sogar effektives kooperatives Lernen ohne eine tutorielle Begleitung zu ermöglichen, um so letztlich die Autonomie von Lerngruppen zu erhöhen (ebd., S.130f.; Weinberger& Frank, 2012, S.238f.).

Für die E-Learning Tage in den Weiterbildungskursen wurde ein Skript für alle Lernangebote, die am Tag durchgeführt werden sollten, erstellt. Dieses Skript enthielt, zeitlich strukturiert, genaue Erläuterungen per Screenshots zur Steigerung der Internetrecherche- und Medienkompetenz, den Verweis auf die Dateien und Videos, die zum „Thema des Tages" zur Verfügung stehen und passend zum Thema die Forumsdiskussion bzw. die Gruppeneinteilung für die Bearbeitung der Artefakte mit den kooperativen Editoren.

So ist es wichtig ein Thema zu wählen, dass auch mit dieser medialen Lernform bearbeitet werden kann. Unpassend wäre z.B. das Thema Kommunikation oder Konfliktmanagement. Zu diesem Thema würden ergänzende Lernangebote wie z.B. ein Video zum Kommunikationsquadrat nach Schulz von Thun passen.

Als Thema wurden beispielsweise Patientenverfügung und ethische Prinzipien gewählt. Zu dieser Thematik sind sowieso viele Wissensinhalte im Internet zu finden. Eigene Erfahrungen zu dieser Thematik können ebenso von allen Teilnehmern für die Forumsdiskussionen beigetragen und zum Abschluss des Tages können wichtige Inhalte in den kooperativen Editoren (Google Docs und Padlet) gruppenweise zusammengetragen werden, wie z.B. die rechtlichen Vorgaben einer Vorsorgevollmacht, die unterschiedlichen Sterbehilfeformen oder die wichtigsten Aussagen zu den vier ethischen Prinzipien. Die Skripte wie auch Screenshots der gemeinsam erstellten Dokumente sind im Anhang zu finden.

Das Wiki bzw. das Glossar ist ein asynchrones Kooperationsmedium, das in einen fortgeschrittenen Weiterbildungskurs gemeinsam erstellt worden ist. Zur Unterstützung sind die einzelnen Buchstaben unter den Kursteilnehmern aufgeteilt worden, so dass jeder seinen Part auszufüllen hatte. In der Einführung ist aber explizit darauf hingewiesen worden, dass zu jedem Eintrag von jedem Teilnehmer Ergänzungen vorgenommen werden können. Zudem ist der Nutzen verdeutlicht worden. Das Glossar ist gewissenhaft bearbeitet worden und es war inhaltlich korrekt. Das zeichnet sich allgemein beim Wiki-Prinzip aus. Giles (2005) konnte aufzeigen, dass die Einträge in Wikipedia sich in ihrer Korrektheit und Akkuratheit nur unwesentlich von den Einträgen der renommierten Britannica Encyclopedia unterscheiden.

Abschließend sind zwei weitere wichtige Modelle bei dem Angebot digitaler Lernformate zu beachten:

Die Berücksichtigung motivationaler Faktoren ist bei multimedialen Lernangeboten äußerst wichtig. Bereits in den achtziger Jahren entwickelte John Keller ein Instruktionsdesignmodell, das Strategien zur systematischen und gezielten Förderung der Motivation der Lernenden enthält: das *ARCS-Modell* (Keller, 1983), das in Bezug auf die jeweiligen Maßnahmen mit der Zeit immer erweitert wurde. Es werden vier Hauptkategorien der Motivierung unterschieden, nach deren Anfangsbuchstaben das Modell benannt ist: *Aufmerksamkeit* (attention), *Relevanz* (relevance), *Erfolgszuversicht* (confidence) und *Zufriedenheit* (satisfaction).

Der erste Schritt jeder Lernmotivierung besteht darin, die Aufmerksamkeit bzw. das Interesse des Lerners zu erlangen und aufrechtzuerhalten. Neugier, Reizsuche und ähnliche Faktoren spielen hierbei eine wichtige Rolle. Dann gilt es die Relevanz des Lehrstoffs zu vermitteln. Die Positive Erfolgserwartung (confidence) ist die dritte Bedingung, die gegeben sein muss. Die Zufriedenheit bzw. Befriedigung als vierte Bedingung ist ebenso wichtig, da Lernende sehr schnell demotiviert werden können, wenn die Folgen ihrer Anstrengung von den Erwartungen abweichen (Niegemann et al 2008, S.370 ff.).

Als Lehrende ist ebenfalls die Kenntnis über die *Tiefenstrukturen des Unterrichts* essentiell. Als Tiefenstrukturen werden „die innerhalb der Sichtstrukturen auftretenden Prozesse der Interaktion zwischen Lernenden und Lehrenden, den Lernenden untereinander oder der Lernenden mit dem Lernstoff [...]" bezeichnet (Kunter & Trautwein, 2013). Diese Tiefenstrukturen besitzen mehr Erklärungskraft für die Lernzuwächse bei den Lernenden als die Oberflächen- bzw. Sichtstrukturen. Es werden drei Basisdimensionen der Tiefenstrukturen des Unterrichts definiert - die *kognitive Aktivierung*, die *Klassenführung* und die *konstruktive Unterstützung*.

Diese Dimensionen bzw. Merkmale des Unterrichts sind durch zahlreiche Studien belegt worden und stellen eine sehr gute Voraussetzung dar, um das Lernen und die Entwicklung der Lernenden zu fördern (Holzberger & Kunter, 2016, S.45).

Bei der *Klassenführung* geht es um die Koordination und Steuerung des Unterrichtsgeschehens. Die *konstruktive Unterstützung* kann in die kognitive und emotionale Unterstützung eingeteilt. Diese kann z.B. durch Lob, Humor sowie Fürsorglichkeit der Lehrkraft geleistet werden. Eine kognitive Unterstützung zeichnet sich z.B. durch eine Zielklarheit, durch Rückmeldungen und durch eine inhaltliche Kohärenz sowie sprachliche Verständlichkeit aus. Eine *kognitive Aktivierung* kann z.B. mit Aufgaben, die anspruchsvolle Lösungsprozesse erfordern, erreicht werden. Ebenso stellen ein Diskurs, eine Aktivierung des Vorwissens zur Unterrichtsthematik und eine Relevanz und ein Lebensbezug zu den Unterrichtsinhalten ein kognitives Anregungspotential dar.

Die Ziele bzw. Maßnahmen der *drei Dimensionen der Tiefenstrukturen* sowie die passenden Interventionen zu den *vier Hauptkategorien des ARCS- Modells* sind in vielen Anteilen identisch, wie folgende Zuordnungstabelle verdeutlichen soll. Die Inhalte der Tabelle sind aus folgender Literatur zusammengetragen worden: (Holzberger & Kunter, 2016, S.44f.; Niegemann et al. 2008, S. 370 ff; Marx, 2007, S.73ff.; Boos et al, 2009; S.111f.)

Tabelle 2: Die Kategorien des ARCS-Modells kombiniert mit den drei Dimensionen der Tiefenstrukturen des Unterrichts, Teil 1 (eigene Darstellung)

	Kognitive Aktivierung	Konstruktive Unterstützung (kognitiv und emotional)	Klassenführung
Aufmerksamkeit erlangen	Abwechslung durch ansprechende Gestaltung;		Ablenkungen vermeiden (z.B. keine überladene Gestaltung; gute Usability)
	ansprechende Lernaufgaben, die einen Bezug zur Lebenswelt der Lernenden haben und für diese relevant sind; Neugier und Interessen auslösen durch Konfrontation mit Fragen oder Problemen (z.B. Inquiry Arousal);		Social, Cognitive and Teaching Presence des Lehrenden aufrecht halten; bei Diskussionen einzelne Lerner direkt ansprechen
	Diskussionen anregen durch Impulsgebung		
Relevanz vermitteln		Aussagen zu den Zielen und zur Nützlichkeit/ Wichtigkeit der medialen Lernangebote geben	

Tabelle 3: Die Kategorien des ARCS-Modells kombiniert mit den drei Dimensionen der Tiefenstrukturen des Unterrichts, Teil 2 (eigene Darstellung)

	Kognitive Aktivierung	Konstruktive Unterstützung (kognitiv und emotional)	Klassenführung
Confidence fördern		Wahlmöglichkeiten zum Lerntempo und Lernweg anbieten; autonomie-unterstützende Interventionen wie Lernerkontrolle;	
		Angabe des notwendigen Vorwissens, der Lernziele und der Bewertungskriterien; Überblick über die Struktur des Lernangebotes schaffen; zwischenzeitliche Rückmeldungen bei kommunikativ-kooperativen Aufgaben; bei Diskussionen evtl. Kurzzusammenfassung geben	
Satisfaction fördern		positiv formulierte Rückmeldungen, Feedback; Nutzen von Emoticons; persönliche Ansprache; authentisches Lob, wertschätzender Umgang miteinander, Beachten der Netiquette; hilfreiche Rückmeldungen bei Fehlern; soziale Präsenz stärken durch Nutzung von Awareness-Tools	gute Strukturierung der Lernangebote; Koordination durch Skripts mit Zeitvorgabe; Forendiskussionen evtl. durch Bildung neuer Threads sortieren; kompetente und zeitnahe Rückmeldungen bei (u.a.techn.) Problemen

4. Evaluation des exemplarischen Blended-Learning Konzepts – Quantitativer Forschungsanteil

Unter einer Evaluation versteht man die Überprüfung der Wirksamkeit eines Angebots mit den Mitteln der empirischen Forschung (Bortz & Döring, 2016). Eine Evaluation ist als ein Baustein der Qualitätssicherung und der Schulentwicklung zu sehen. Ohne eine Evaluation ist Professionalität nicht herstellbar. Es geht um die Frage: Was bewirkt mein Tun? (Riecke-Baulecke, 2012).

Hatties Metaanalyse belegte ebenfalls die Bedeutung des „Schülerfeedbacks" für das Lehrerhandeln. *„The visibility of learning from the students´ perspective needs to be known by the teachers so that they can have a better understanding of what learning looks and feels like for the students"(*Hattie, 2009, S.116).

Bei dieser Untersuchung handelt es sich um eine formative interne Evaluation. Formativ heißt, die Evaluation erfolgt während des Umsetzungsprozesses und intern bedeutet, dass diese von den Akteuren vor Ort durchgeführt wird und es auf die eigene Praxis bezogen ist (Riecke-Baulecke, 2012, S.15).

Die Evaluation wurde nach dem zweiten E-Learning Tag der Weiterbildungskurse durchgeführt. Die Lehrtätigkeit an dieser Weiterbildungsstätte wurde erst ab Februar 2017 aufgenommen. Zu dieser Zeit war bereits der erste Kurs zur Führungskraft in der Pflege seit gut einem halben Jahr gestartet. Der zweite Kurs startete im April 2017. Da in den Sommermonaten kein Blockunterricht stattfindet und nicht in jeder Blockwoche selbst Unterricht durchgeführt wurde, konnte die Einführung des Blended Learning Konzepts und das Einüben einiger Tools vor dem ersten E-Learning Tag leider nicht so intensiv durchgeführt werden. Vom Stand her sind beide Kurse in Bezug auf das Blended-Learning Angebot etwa auf dem gleichen Stand, lediglich das Glossar ist beim länger bestehenden Kurs schon weiter gefüllt, da schon mehr Unterrichtsthemen unterrichtet wurden. Da noch weitere E-Learning Tage in den Kursen geplant sind und ab April 2018 ein neuer Kurs startet, ist es unbedingt erforderlich das bisherige Wirken und Tun zu bewerten und Veränderungen im Verlauf sowie notwendige Optimierungen vornehmen zu können.

© Springer Fachmedien Wiesbaden GmbH, ein Teil von Springer Nature 2019
E. Ortmann-Welp, *Digitale kooperative Medien in Weiterbildungskursen des Pflegeberufs*, Best of Pflege, https://doi.org/10.1007/978-3-658-25702-6_4

Aus diesem Grund soll neben der Bewertung der kommunikativ- kooperativen digitalen Tools auch gleichzeitig die Moodle- Lernumgebung mit ihrer Gestaltung und ihren Angeboten evaluiert werden.

4.1 Fragestellungen und die Hypothesenformulierung

Mittels einer Befragung soll evaluiert werden, ob bei den Teilnehmern für das Blended- Learning eine Akzeptanz vorhanden ist und ob sie mit den digitalen Lernangeboten zufrieden sind. Außerdem ist es wichtig zu erfahren, wie die Gestaltung und Bedienbarkeit, die Usability, von den Teilnehmern bewertet wird. Zusammenhänge zwischen der Usability und der Zufriedenheit bzw. Nutzungsmotivation bei einer digitalen Lernumgebung sind vom Usability- Experten Nielsen bereits im Jahre 1992 eindeutig belegt worden (1992, S.26f.).

Da die Teilnehmer bereits an zwei E-Learning Tagen teilgenommen haben, soll auch die Selbsteinschätzung zum Lernzuwachs erfragt werden. Die Wirksamkeit der Unterstützung durch die Lehrende ist ebenso für den Lernerfolg und die Zufriedenheit essentiell. Hier ist es, wie bereits beschrieben, die Kunst die richtige Balance zwischen Vorgabe bzw. Kontrolle und Selbstbestimmungsermöglichung zu finden.

Eine wichtige Aufgabe der Lehrenden ist es auch die Bedeutsamkeit bzw. die Relevanz für das Lernangebot aufzuzeigen und die Ziele, die mit diesem Lernen erreicht werden sollen, an die Lernenden zu kommunizieren. Ob diese Relevanz auch in gewünschter Form bei den Teilnehmern angekommen ist, soll ebenso erfragt werden.

Beim E-Learning sind motivationsfördernde Faktoren besonders wichtig. Das ARCS-Modell liefert hierbei, wie im vorherigen Kapitel beschrieben, hilfreiche Empfehlungen für diagnostische und optimierende Maßnahmen. Huang & Yoo (2010) haben durch eine Studie die Wichtigkeit des Prädiktors „Aufmerksamkeit" verdeutlicht. Die Attention- Komponente hat sich als stärkster Prädiktor erwiesen und sollte bei der Konzeption und Umsetzung beim Lernen mit digitalen Medien unbedingt Berücksichtigung finden. Aus diesem Grund soll ebenso diese Kategorie in der Befragung erfasst werden.

Obwohl alle Kursteilnehmer zu Beginn angegeben haben eher nicht technikaffin zu sein und ihre eigene Medienkompetenz als gering beurteilt haben, so konnten allein durch Beobachtung große Unterschiede im Umgang mit Medien beobachtet werden. Hierbei wurde wahrgenommen, dass einige männliche Teilnehmer etwas versierter mit der Technik umgegangen sind. In den aktuellen Studien, z.b. der JIM- Studie, können kaum noch Geschlechterunterschiede zu computerbezogenen Kompetenzen belegt werden (MPFS, 2017, S.52f.). Jungen haben aber höhere Selbstwirksamkeitserwartungen zu fortgeschrittenen computerbezogenen Fähigkeiten (Lorenz et al., 2014). Da die Altersspanne in den Kursen sehr hoch ist, soll dennoch die Geschlechtervariable erfasst werden, um eventuell eine entsprechende Förderung vorzunehmen (Luca & Aufenanger, 2007, S.98).

Aus den ermittelten Theorien und Wirkfaktoren können nun auch konkrete Fragestellungen und anschließend ebenso die Hypothesen formuliert werden:

Die *erste Fragestellung* lautet:

Lassen sich Zusammenhänge zwischen der Bedienbarkeit bzw. der Usability der Funktionen der digitalen Lernangebote und der Aufmerksamkeit/ Motivation zur Nutzung nachweisen?

So kann hieraus eine Zusammenhangs- bzw. Korrelationshypothese formuliert werden. Zusammenhangshypothesen postulieren Zusammenhänge zwischen zwei oder mehr Variablen. Statistische Zusammenhänge (Korrelationen) können jedoch keinesfalls automatisch als Beleg für eine Kausalität gelten (Bortz & Döring, 2016, S.146).

Es ergeben sich folgende inhaltliche Hypothesen (gerichtete Zusammenhangshypothesen):

H1 (Alternativhypothese): Zwischen der Bedienbarkeit (Usability) und der Aufmerksamkeit/ Motivation zur Nutzung der digitalen Lernangebote bestehen positive Zusammenhänge.

H0 (Nullhypothese): Zwischen der Usability und der Motivation zur Lernumgebungsnutzung bestehen keine positiven Zusammenhänge.

Statistische Hypothesen:

- H1 (Alternativhypothese): *r (Usa, Mot/Att)* > 0
- H0 (Nullhypothese): *r (Usa, Mot/Att)* ≤ 0

Die *zweite Fragestellung* lautet:

Lassen sich Zusammenhänge zwischen der Relevanz bzw. Bedeutsamkeit der digitalen Lernangebote und der Zufriedenheit (Satisfaction) der Lernenden nachweisen?

Die sich hieraus ergebenden inhaltlichen Hypothesen (gerichtete Zusammenhangshypothesen) lauten:

H1 (Alternativhypothese): Zwischen der Bedeutsamkeit (Relevance) der digitalen Lernangebote und der Zufriedenheit (Satisfaction) bestehen positive Zusammenhänge.

H0 (Nullhypothese): Zwischen der Bedeutsamkeit (Relevance) der Lernangebote und der Zufriedenheit (Satisfaction) bestehen keine positiven Zusammenhänge.

Statistische Hypothesen:

- H1 (Alternativhypothese): *r (Rel, Sat)* > 0
- H0 (Nullhypothese): *r (Rel, Sat)* ≤ 0

Die *dritte Fragestellung* lautet:

Lassen sich Zusammenhänge zwischen der Zufriedenheit (Satisfaction) der Lernenden und der Unterstützung der Lehrenden nachweisen?

Die sich hieraus ergebenden inhaltlichen Hypothesen (gerichtete Zusammenhangshypothesen) lauten:

H1 (Alternativhypothese): Zwischen der Zufriedenheit (Satisfaction) der Lernenden und der Unterstützung der Lehrenden bestehen positive Zusammenhänge.

H0 (Nullhypothese): Zwischen der Zufriedenheit (Satisfaction) der Lernenden und der Unterstützung der Lehrenden bestehen keine positiven Zusammenhänge.

Statistische Hypothesen:

- H1 (Alternativhypothese): *r (Sat, Unter)* > 0
- H0 (Nullhypothese): *r (Sat, Unter)* ≤ 0

Die *vierte Fragestellung* lautet:

Lassen sich Zusammenhänge zwischen der Selbsteinschätzung zum Lernzuwachs und der Zufriedenheit (Satisfaction) der Lernenden nachweisen?

Die sich hieraus ergebenden inhaltlichen Hypothesen (gerichtete Zusammenhangshypothesen) lauten:

H1 (Alternativhypothese): Zwischen der Selbsteinschätzung zum Lernzuwachs und der Zufriedenheit (Satisfaction) der Lernenden bestehen positive Zusammenhänge.

H0 (Nullhypothese): Zwischen der Selbsteinschätzung zum Lernzuwachs und der Zufriedenheit (Satisfaction) der Lernenden bestehen keine positiven Zusammenhänge.

Statistische Hypothesen:

- H1 (Alternativhypothese): *r (Lernzu, Sat) > 0*
- H0 (Nullhypothese): *r (Lernzu, Sat) ≤ 0*

Die *fünfte Fragestellung* lautet:

Haben männliche Teilnehmer eine höhere Motivation und/ oder eine höhere Zufriedenheit bei der Nutzung der digitalen Lernangebote als weibliche Teilnehmerinnen?

Haben männliche Teilnehmer eine höhere Selbsteinschätzung beim Lernzuwachs als weibliche Teilnehmerinnen?

Die letzte Frage interessiert, da in der ICILS- Studie (Eickelmann et al., 2013, S.23) Jungen eine höhere computerbezogene Selbstwirksamkeitserwartung aufgewiesen worden ist und diese auch die Lernleistung positiv beeinflusste.

Für diese Fragestellungen müssen Unterschiedshypothesen formuliert werden. Diese postulieren Unterschiede zwischen zwei oder mehr Gruppen. Die Gruppierungsvariable ist dabei die sog. unabhängige Variable (z.B. das Geschlecht) und das Merkmal, auf dem sich der inhaltliche Gruppenunterschied zeigen soll, ist die abhängige Variable (Bortz & Döring, 2016, S.146).

Die sich hieraus ergebenden inhaltlichen Hypothesen (gerichtete Unterschiedshypothesen) lauten:

H1 (Alternativhypothese): Männliche Teilnehmer haben eine höhere Motivation bzw. eine höhere Zufriedenheit die Lernangebote zu nutzen als weibliche Teilnehmerinnen.

H0 (Nullhypothese): Männliche Teilnehmer haben keine höhere Motivation bzw. keine höhere Zufriedenheit die Lernangebote zu nutzen als weibliche Teilnehmerinnen.

Statistische Hypothesen:

- H1 (Alternativhypothese): $M\ (Mot/Att)_{Männer} > M\ (Mot/Attt)_{Frauen}$

- H0 (Nullhypothese): $M\ (Mot/Att)_{Männer} \leq M\ (Mot/Att)_{Frauen}$

- H1 (Alternativhypothese): $M\ (Sat)_{Männer} > M\ (Sat)_{Frauen}$

- H0 (Nullhypothese): $M\ (Sat)_{Männer} \leq M\ (Sat)_{Frauen}$

H1 (Alternativhypothese): Männliche Teilnehmer haben eine höhere Selbsteinschätzung beim Lernzuwachs als weibliche Teilnehmerinnen.

H0 (Nullhypothese): Männliche Teilnehmer haben keine höhere Selbsteinschätzung beim Lernzuwachs als weibliche Teilnehmerinnen.

Statistische Hypothesen:

- H1 (Alternativhypothese): $M\ (Lernzu)_{Männer} > M\ (Lernzu)_{Frauen}$

- H0 (Nullhypothese): $M\ (Lernzu)_{Männer} \leq M\ (Lernzu)_{Frauen}$

4.2 Die Operationalisierung der Variablen und die Fragebogenkonstruktion

Unter einer Operationalisierung versteht man die Entwicklung oder die Auswahl ge-eigneter Messinstrumente (Köller & Möller, 2016, S.55). Nicht nur aus Arbeits- oder Zeitersparnisgründen ist es durchaus sinnvoll auf Fragen und Instrumente aus anderen Fragebögen zurückzugreifen, da diese nicht nur standardisiert sind, sondern auch um Vergleichsmöglichkeiten mit anderen Studien zu erhalten (Köller & Möller, 2015, S.33; Kirchhoff et al., 2008, S. 19).

Für die Usability-Variable liefert der IsoMetrics- Fragebogen hilfreiche Items (Sarod-nick & Brau, 2011; Nielsen & Loranger, 2006; Figl, 2010, S.13ff). Allerdings wird für die praxisorientierte Evaluation nicht der komplette Fragebogen übernommen.

Außerdem werden ebenso einige der Items für die ARCS- Kriterien aus dem IMMS-Fragebogen (Keller, 2010, S.283) gewählt. Von Vorteil ist, dass sowohl der IMMS-Fragebogen als auch der IsoMetrics- Fragebogen die nahezu gleichen ordinalskalierten Items (Antwortvorgaben) haben.

Gemessen wird daher jeweils mit einer quantitativen Skala (Likert- Skala), die das Ausmaß der Zustimmung oder Ablehnung mit den fünf verbalisierten Stufen von „stimmt nicht" bis „stimmt sehr", also jeweils zwei Abstufungen und einer Mitte, als mögliche Antwortvorgaben feststellt (Köller & Möller, 2015). Die Anzahl der Ant-wortkategorien und die anderen Merkmale wie Skalenmitte bzw. Skalenpolarität ent-sprechen den Empfehlungen zur Gestaltung von Ratingskalen (Menold & Bogner, 2015). Der Fragebogen mit den zugeordneten Variablen ist im Anhang zu finden.

Usability

Die Abfragung der Usability erfolgt in der ersten Itembatterie bestehend aus neun Va-riablen. Die ersten fünf Items erfragen die Bedienbarkeit der Moodle- Lernumgebung (Beispielitem: „Den Aufbau bzw. die Gestaltung der Lernumgebung finde ich über-sichtlich."). Das sechste Item erfragt die Bedienbarkeit der Tests und Übungen. Die siebte Variable soll die Usability der Forumsnutzung und die achte die der Kooperati-ven Editoren erfragen. Das neunte Item fragt nach der Unterstützung, der zeitnahen Rückmeldung bei speziell technischen Problemen.

Attention/ Motivation

Die Motivation zur Lernumgebungsnutzung soll mit Hilfe der Attention- Komponente ermittelt werden. Diese wird mit Hilfe von je zwei Items ermittelt, einmal auf die Lernumgebung, dann ebenso auf die Forumsnutzung und auf die Nutzung der Kooperativen Editoren bezogen (Beispielitems: „Die Inhalte und Lernangebote auf der Lernumgebung finde ich interessant." bzw. „Die Arbeitsaufgaben mit den kooperativen Editoren haben meine Aufmerksamkeit geweckt").

Relevanz

Die Relevance - Komponente wird in Bezug auf die Lernumgebung und deren Lernangebote mit vier Items erfasst. Bei der Forumsnutzung und der Nutzung der Kooperative Editoren werden je zwei Relevance- Variablen formuliert (Beispielitem: „Die Inhalte und Lernangebote sind für mich nützlich."; „Ich weiß, welche Möglichkeiten und Vorteile eine digitale Forumsdiskussion bietet.").

Satisfaction

Die Zufriedenheits-Komponente wird in Bezug auf die gesamten Lernangebote mit drei Items erfasst (Beispiel: „Ich bin mit den Angeboten der Lernumgebung zufrieden.", „Über weitere neue Inhalte würde ich mich freuen."). Bei der Forumsnutzung werden zwei Items und bei den Kooperativen Editoren drei genutzt. Hier wird die Zufriedenheit der Nutzung, der Zusammenarbeit und mit dem gemeinsamen Gruppen-Ergebnis erfragt.

Lernzuwachs

Der Lernzuwachs wird in Bezug auf die Angebote der Lernumgebung mit insgesamt fünf Items erfasst (Beispiel: „Der Umgang mit der Online-Lernumgebung und die E-Learning Tage haben meine Medienkompetenz gestärkt."). Der Lernzuwachs durch die Forumsnutzung soll mit drei Items ermittelt werden (Beispiel: „Das Schreiben von Forumsbeiträgen fällt mir leichter als am Anfang."). Der Lernzuwachs durch die Nutzung der Kooperativen Editoren wird erfasst durch die Items: „Ich habe den Umgang mit kooperativen Editoren erlernen können."; Die Zusammenarbeit gestaltete sich beim zweiten Mal einfacher."

Confidence

Die Erfolgszuversicht wird lediglich in Bezug auf die Lernübungen und Tests abgefragt (Beispiel: „Die Tests und Übungen sind vom Schweregrad genau passend.")

Unterstützung

Die Unterstützung der Lehrenden wird bei den Fragen zu den Angeboten auf der Lernumgebung und den E-Learning Tagen mit vier Items erfasst (Beispiel: „Bei Fragen oder Problemen erhalte ich zeitnah eine Rückmeldung."). Bei der Forumsnutzung werden zur Erfassung dieser Variable vier Items genutzt (Beispiel: „Die Impulsgebung bei den Forumsdiskussionen durch die Lehrende finde ich nützlich."). Die Unterstützung bei den Kooperativen Editoren wird durch zwei Items erfasst. (Beispiel: „Die Unterstützung der Lehrenden empfand ich als ausreichend.").

Erfahrung

Mit je einem Item soll die Vorerfahrung abgefragt werden, so z.B. zur Forumsnutzung: „An Online-Diskussionen oder Berufsforen habe ich mich schon vor der Weiterbildung beteiligt."

Akzeptanz

Die konkreten Ausprägungen der Einstellung gegenüber Innovationen bewegen sich in einem Kontinuum zwischen Akzeptanz und Ablehnung. Akzeptanz ist gemäß Simon (2001, S. 87) die *„positive Annahmeerscheinung einer Innovation durch die Anwender [und steht] im Widerspruch zum Begriff Ablehnung"*. Die Adoption von E-Learning-Innovationen setzt Akzeptanz durch den Teilnehmer voraus, während Ablehnung die Grundlage für alternative Verlaufsformen, z. B. Abbruch, etc. darstellt (Fischer, 2013, S.91). Es werden je zwei Akzeptanz- Items formuliert (Beispiel: „Ich bin generell offen für die Arbeit mit dem PC.").

Fragebogengestaltung:

Vor den oben beschriebenen Itembatterien erfolgen zu Beginn des Fragebogens die Begrüßung, die Erläuterung des Zwecks dieser Befragung und eine kurze Anleitung zur Beantwortung der Fragen. Danach erfolgt der Hinweis auf die Anonymität. Als erstes Item wird das *Geschlecht* erfragt. Nach der Abfrage der insgesamt 63 Items werden noch drei offene Fragen formuliert, in denen die Teilnehmer um eine Auskunft in eigenen Worten gebeten werden. So z.B. welche Inhalte persönlich am besten oder gar nicht gefallen haben, und ein Raum für alles, was noch gesagt werden möchte. Der Fragebogen wird zum einen in Word erstellt, zum anderen auch online zur Verfügung gestellt mit der Software Qualtrics. Dieses erfolgte jedoch erst nach dem Pretest.

4.3 Der Pretest

Vor Aktivierung der Onlinebefragung wird der Fragebogen zur Qualitätssicherung dieses Erhebungsinstruments zuerst einem Pretest unterzogen, um die Verständlichkeit der Items und das Layout des Fragebogens etc. an einer Personengruppe, die sich von den Eigenschaften der Stichprobe jedoch nicht allzu sehr unterscheidet, zu erproben (Raab- Steiner & Benesch, 2008, S.59). Ebenso ermöglicht ein Pretest die Messung der Reliabilität, der Zuverlässigkeit, die den Grad der Genauigkeit, mit dem das geprüfte Merkmal gemessen wird, kennzeichnet (Bortz & Döring, 2016, S.105).

Es wird also untersucht, ob alle Indikatoren eines Messinstrumentes dieselbe Dimension messen. Diese Eigenschaft wird als „interne Konsistenz" bezeichnet und mit dem „Cronbachs Alpha- Koeffizient" bestimmt (Schnell, Hill & Esser, 2008).

Der Pretest wird an sechs Teilnehmer des Weiterbildungskurses zur Fachkraft für operative und endoskopische Pflege durchgeführt. Diese Teilnehmer kennen ebenso diese digitalen Angebote, sie haben allerdings bisher nur an einem E-Learning Tag teilgenommen. Daher können die Items zum Lernzuwachs bei der Forumsnutzung und bei den Kooperativen Editoren nicht verwendet bzw. ausgefüllt werden. Als Feedback zur Verständlichkeit wurde geäußert, dass anstatt des Begriffes „Forumsstrang" der auch durch die Lehrende bei der Einführung genutzte Begriff „Forumsthread" genutzt werden sollte (Frage 13 der Fragen zur Forumsnutzung). Dieser Hinweis wurde entsprechend berücksichtigt. Auch die einzelnen Reverse- Fragen wie z.B. „Bei den Forumsdiskussionen wünsche ich mir mehr Unterstützung von der Lehrenden" wurden positiv aufgenommen, da sie zum Nachdenken anregen und ein „stumpfes Abkreuzen" vermeiden.

Es wurden ebenfalls die Daten des Pretests mit der Statistik- Software SPSS erfasst, um die Reliabiliätsmessung mit dem Cronbachs Alpha- Koeffizient vornehmen zu können. Ein Wert über 0,80 besagt eine gute Konsistenz und Werte unter 0,40 besagen eine schlechte Trennschärfe für die Items.

So wurde nach Eingabe der Variablen und der Daten der sechs Teilnehmer auch die interne Konsistenz bestimmt, indem Cronbachs Alpha für die Subskala positiver Affekt (insgesamt sieben Items) berechnet wurde. Es handelte sich hierbei um die Variablen zur Beantwortung der zweiten Fragestellung (Zusammenhang Relevanz/Satisfaction)- aus der zweiten Itembatterie die drei Satisfaction- und die vier Relevance- Items der Fragen zu den Angeboten der Lernumgebung.

Die interne Konsistenz war excellent, mit Cronbachs Alpha = .96 für positiven Affekt. Die Berechnung erfolgte bei SPSS unter Eingabe folgender Befehle: „Analysieren"- „Skala" und „Reliabilitätsanalyse" und der Eingabe der entsprechenden Variablen. Das Gleiche wurde bei den Relevanz- und Satisfaction- Items der Forumsnutzung und der Nutzung kooperativer Editoren durchgeführt. Hier ergaben sich ebenfalls Werte von Cronbachs α = 0,981 bzw. 0,951. Sowohl bei der Überprüfung der Usability- Items und der Satisfaction- Items als auch der Unterstützungs-Items und der Satisfaction-Items lagen die Werte über .90, so dass man mit der internen Konsistenz sehr zufrieden sein kann. Die genauen Ergebnisse sind aus dem <u>Anhang</u> zu entnehmen.

4.4 Die Stichprobe und die Fragebogenverteilung

Da zwei Teilnehmer Ende des Jahres 2017 die Weiterbildung vorzeitig beendeten, umfasst die Stichprobe die Teilnehmerzahl (N = 26; 38,5 % männliche Teilnehmer) aus insgesamt zwei Weiterbildungskursen zur Führungskraft in der Pflege. Es wird lediglich die Variable Geschlecht erfasst, da sonst die Anonymität nicht mehr gewährleistet wäre.

Um eine hohe Rücklaufquote zu gewährleisten, wird die Beantwortung des Fragebogens in der Unterrichtszeit ermöglicht. Da WLAN in den Unterrichtsräumen zur Verfügung steht, führen die Teilnehmer die Befragung (nach Erzeugung eines QR-Codes zum Link[3] der Umfrage bei Qualtrics) mit ihren Smartphones durch. Auf diese Weise wird zum einen ihre Medienkompetenz gefördert, es werden Papierkosten gespart und zum anderen ist bei Qualtrics ebenso eine Webseiten-Optimierung für mobile Geräte vorhanden, so dass das Ausfüllen problemlos möglich ist. Zudem können anschließend die Daten in SPSS überführt werden. Glücklicherweise sind in den Kursen alle Teilnehmer anwesend, so dass eine hundertprozentige Erfassung möglich ist.

4.5 Die Datenauswertung

Alle Items des Fragebogens werden so kodiert, dass höhere Werte jeweils höhere Ausprägungen des jeweils zu erfassendem Merkmal bedeuten. Bei Reverse- Fragen wird die Kodierung entsprechend angepasst.

Um genau zu erfassen an welchen Stellen bzw. bei welchen Lernangeboten Optimierungen vorzunehmen sind, wird zunächst bei jeder einzelnen Variable der Mittelwert und die Standardabweichung berechnet (siehe Anhang).

Anschließend werden die Skalenmittelwerte für die Skalen Usability, Attention/Motivation, Relevanz, Satisfaction/Zufriedenheit, Unterstützung und Lernzuwachs passend zu den abgefragten Angeboten (Lernangebote der Plattform, Forum und Kooperative Editoren) gebildet und ebenso die Mittelwerte erfasst. Auch werden zu einigen Variablen Häufigkeitsausprägungen bzw. -verteilungen bildlich dargestellt (im Anhang).

Nach der deskriptiven Datenanalyse erfolgten zur statistischen Hypothesenprüfung die Signifikanztests. Zur Auswertung der gerichteten Zusammenhangshypothesen der vier Fragestellungen werden jeweils die Korrelationen (Pearson r) zwischen den jeweiligen Variablen bestimmt. Zur Prüfung der Unterschiedshypothesen werden zunächst die Mittelwerte verglichen.

Anschließend wird jeweils ein t-test für unabhängige Stichproben durchgeführt. Hierbei werden auch gleichzeitig die Häufigkeit N und die Standardabweichung SD erfasst.

Folgend die deskriptive Datenauswertung:

---

[3] https://qtrial2018q1az1.az1.qualtrics.com/jfe/form/SV_ehNHjBYDXd1zd7D

Tabelle 4: Teststatistische Kennwerte der Usability-, Attention-, Relevance-, Satisfaction-, Unterstützung- und Lernzuwachs- Komponenten (eigene Darstellung)

Skala	M (SD)	$M_{Männl.}$ (SD)	$M_{Weibl.}$ (SD)
Usability$_{Lernumg}$	4.26 (0.52)	4.37 (0.36)	4.18 (0.59)
Usability$_{Forum}$	4.38 (0.64)	4.50 (0.71)	4.31 (0.60)
Usability$_{KEd}$	3.73 (0.67)	3.90 (0.32)	3.63 (0.81)
Mot/Att$_{Lern}$	3.90 (0.66)	4.10 (0.61)	3.78 (0.68)
Mot/Att$_{Forum}$	3.84 (0.61)	3.90 (0.56)	3.81 (0.65)
Mot/Att$_{Ked}$	3.69 (0.74)	3.85 (0.88)	3.59 (0.66)
Relevance$_{Lern}$	3.99 (0.65)	4.07 (0.60)	3.93 (0.70)
Relevance$_{Forum}$	3.75 (0.76)	3.65 (0.91)	3.81 (0.68)
Relevance$_{Ked}$	3.57 (0.83)	3.80 (0.82)	3.44 (0.83)
Satisfaction$_{Lern}$	3.95 (0.89)	3.90 (0.87)	3.98 (0.93)
Satisfaction$_{Forum}$	3.86 (0.68)	3.90 (0.77)	3.84 (0.65)
Satisfaction$_{Ked}$	3.73 (0.73)	3.90 (0.81)	3.62 (0.67)
Unterstützung$_{Lern}$	4.43 (0.53)	4.55 (0.42)	4.36 (0.59)
Unterstützung$_{Forum}$	4.12 (0.72)	4.22 (0.82)	4.06 (0.67)
Unterstützung$_{KEd}$	3.57 (0.74)	3.60 (0.65)	3.56 (0.81)
Lernzuwachs$_{Lern}$	4.01 (0.69)	4.06 (0.68)	3.98 (0.71)
Lernzuwachs$_{Forum}$	3.65 (0.64)	3.70 (0.69)	3.63 (0.63)
Lernzuwachs$_{KEd}$	3.84 (0.67)	4.00 (0.70)	3.75 (0.66)

Anmerkungen: Wertebereich der Skalen 1 – 5; M = Gesamtstichprobe; $M_{Männll}$ = Mittelwerte für männl. TN, M_{Weibl} =Mittelwerte für weibl. TN, SD = Standard Deviation/ Standardabweichung

Auf den ersten Blick kann man aus den Datensätzen entnehmen, dass die Mittelwerte der Usability- und Unterstützungsvariablen Richtung 5 (=stimmt sehr) tendieren. Bei der Erfassung der einzelnen Variablen fallen auch die hohen Mittelwerte bei den Testübungen-Variablen auf.

Insgesamt erscheinen die Ergebnisse zufriedenstellend. Auch bei den offenen Fragen sind viele positive Rückmeldungen enthalten.

Doch bei genauerem Hinsehen kann man Besonderheiten oder Auffälligkeiten erkennen. Zunächst fällt auf, dass die Mittelwerte der Variablen, die die Kooperativen Editoren erfassen, niedriger sind als die anderen Mittelwerte, außer bei der Variable Lernzuwachs.

Die Mittelwerte der männlichen Teilnehmer sind stets höher als die der weiblichen Teilnehmer, außer bei der Variable Relevanz$_{Forum}$ und ganz leicht bei der Satisfaction-Variable der Lernumgebung mit ihren Angeboten.

Mittelwerte beschreiben die Intensität oder Tendenz einer Verteilung, aber nicht die Mehrheitsverhältnisse, daher sollte die Standardabweichung ebenso erfasst werden, da diese das Ausmaß der Streuung zeigt. Dieses Streuungsmaß ist definiert als die Wurzel aus der Varianz. Vor allem in kleinen Stichproben sind Mittelwerte sehr anfällig für Extremwerte, d.h. ein sehr hoher oder niedriger Wert im Datensatz verändert den Mittelwert relativ stark. Zudem können gleichen Mittelwerten ganz unterschiedliche Verteilungen von Werten zugrunde liegen (Köller & Möller, 2016, S.54).

So ist die Standardabweichung bei den männlichen Teilnehmern bei der Relevanz$_{Forum}$-Variable höher als die anderen SD-Werte. Mit dem Diagramm Boxplot können optimal verschiedene robuste Streuungs- und Lagemaße in einer Darstellung zusammengefasst werden (Bortz & Döring, 2016, S.623). SPSS zeigt ebenso an, wie viele „Extremfälle" vorhanden sind. So gibt es einen männlichen „Ausreißer", der bei der Relevanz-Variable den Wert 2= „stimmt wenig" angekreuzt hat. Insgesamt haben die weiblichen Teilnehmer die Relevanz höher bewertet.

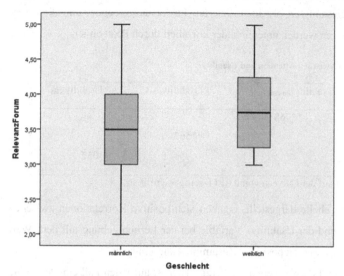

Abbildung 5: Boxplots mit den Messgrößen Geschlecht und Relevanz Forum

Bei so einer kleinen Stichprobe kann man diesen Ausreißer schnell erfassen und es wird deutlich, dass dieser männliche TN auch andere Variablen ebenso niedriger bewertet und einen Kommentar hinterlassen hat: „Der Umgang mit diesem neuen Medium ist mir doch recht schwer gefallen."

Da der Mittelwert bei der Unterstützungs-Skala der Kooperativen Editoren geringer ist als die der Unterstützungs-Variablen der Lernumgebungsangebote und des Forums, erfolgt ebenso ein genauer Blick auf die einzelnen Variablen. Bei der Sichtung kann man erkennen, dass insbesondere bei der Reverse-Frage, ob die Lehrende mehr Vorgaben bei den Gruppenarbeiten liefern soll, der Mittelwert M=3.13 beträgt.

Nach der deskriptiven und explorativen Datenanalyse erfolgen zur statistischen Hypothesenprüfung die Signifikanztests. Zur Auswertung der gerichteten Zusammenhangshypothesen der ersten vier Fragestellungen werden jeweils die Korrelationen (Pearson r) zwischen den jeweiligen Variablen bestimmt. Es handelt sich hierbei um standardisierte, statistisch aussagekräftige Items. Ansonsten müsste zunächst eine Faktorenanalyse durchgeführt werden, um die zusammenhängenden, untereinander korrelierenden Items, zu identifizieren. Nach Feststellung der verschiedenen Faktoren wird für jeden

Partizipanten ein Gesamtwert pro identifizierten Faktor ausgerechnet und diese Gesamtwerte der Faktoren werden untereinander korreliert durch Pearson's r.

Tabelle 5: Korrelationen zwischen Attention und Usability

	Usability$_{Lernumg}$	Usability$_{Forum}$	Usabilty$_{KEd}$
Mot/Attention$_{Lern}$	**768		
Mot/ Attention$_{Forum}$		**567	
Mot/ Attention$_{KEd}$			-052

** Die Korrelation ist auf dem Niveau von 0.01 (1-seitig) signifikant.

Wie in der obigen Tabelle dargestellt, ergaben sich positive Korrelationen zwischen der Mot/ Attention und der Usability- Variable bei der Lernumgebung mit dem Wert **768, der auf einen stärkeren positiven Zusammenhang hinweist.

Der Wert **567 beim Forum ist etwas niedriger. Hier ist auf jeden Fall eine moderate positive Beziehung erkennbar. So kann für die Lernumgebung und für das Forum die Alternativhypothese bestätigt werden: Zwischen der Bedienbarkeit (Usability) und der Aufmerksamkeit/Motivation zur Nutzung bestehen positive Zusammenhänge (H1 (Alternativhypothese): r (Usa, Mot) > 0

Bei den Kooperativen Editoren gilt die H0 (Nullhypothese): Zwischen der Usability und der Motivation bestehen keine positiven Zusammenhänge, da der Wert mit -052 negativ ist: H0 (Nullhypothese): r (Usa, Mot) ≤ 0

Die folgende Tabelle liefert Antworten zu der zweiten, dritten und vierten Fragestellung:

Tabelle 6: Korrelationen zwischen der Satisfaction- und Relevance-, Unterstützung- und Lernzuwachs-Skala jeweils für die Lernumgebung, das Forum und die Kooperativen Editoren

	Relevance$_{Lern}$	Unterstützung$_{Lern}$	Lernzuwachs$_{Lern}$
Satisfaction$_{Lern}$	**749	**.807	**.875

** Die Korrelation ist auf dem Niveau von 0.01 (1-seitig) signifikant.

	Relevance$_{Forum}$	Unterstützung$_{Forum}$	Lernzuwachs$_{Forum}$
Satisfaction$_{Forum}$	**867	**.711	**.842

** Die Korrelation ist auf dem Niveau von 0.01 (1-seitig) signifikant.

	Relevance$_{KEd}$	Unterstützung$_{KEd}$	Lernzuwachs$_{KEd}$
Satisfaction$_{KEd}$	**846	**.726	**.873

** Die Korrelation ist auf dem Niveau von 0.01 (1-seitig) signifikant.

So kann sowohl für die Angebote der Lernumgebung, für das Forum und die Kooperative Editoren die Alternativhypothese bestätigt werden: Zwischen der Bedeutsamkeit (Relevance) und der Zufriedenheit (Satisfaction) bestehen positive Zusammenhänge (H1 (Alternativ-hypothese): *r (Rel, Sat) > 0)*

Bei der dritten Fragestellung kann ebenfalls die Alternativhypothese bestätigt werden, geltend für die drei Angebote: Zwischen der Zufriedenheit (Satisfaction) der Lernenden und der Unterstützung der Lehrenden bestehen positive Zusammenhänge (H1 (Alternativhypothese): *r (Sat, Unter) > 0).*

Auch bei der vierten Fragestellung bestätigen die recht hohen Werte die Alternativhypothese: Zwischen der Selbsteinschätzung zum Lernzuwachs und der Zufriedenheit (Satisfaction) der Lernenden bestehen positive Zusammenhänge (H1 (Alternativhypothese): *r (Lernzu, Sat) > 0).* Hierbei gilt es, wie bereits erwähnt, bei Korrelationen stets zu berücksichtigen, dass diese Auskunft über die Richtung und Enge eines Zusammenhangs geben, nicht jedoch über seine Ursachen, d.h. nicht über einen kausalen Zusammenhang (Köller & Möller, 2016, S.63).

Zur Überprüfung der gerichteten Unterschiedshypothesen, ob männliche Teilnehmer eine höhere Motivation, eine höhere Zufriedenheit und eine höhere Selbsteinschätzung beim Lernzuwachs bei der Nutzung der Lernangebote der Plattform, des Forums und der Kooperativen Editoren haben als die weiblichen Teilnehmer, so kann zunächst mit einem Blick aus den Mittelwerten entnommen werden, dass diese auch höher sind, außer bei der Zufriedenheits-Variable der Lernumgebung. Um zu überprüfen, ob sich die beiden Substichproben hinsichtlich der Merkmale signifikant voneinander unterscheiden, wurden die jeweiligen t-Tests für unabhängige Stichproben durchgeführt.

Mit Hilfe dieses Testverfahrens ist es möglich festzustellen, ob zwei betrachtete Gruppen in einem untersuchten Merkmal wirklich bedeutsame Unterschiede aufweisen, oder ob ein gefundener Mittelwertsunterschied rein zufällig entstanden ist. Der t-Test untersucht, ob sich die Mittelwerte zweier Gruppen systematisch unterscheiden.

Es wird beim Ergebnis von einer statistischen Signifikanz ausgegangen, wenn der Wert bei 0,05 (oder geringer) liegt, was einer maximalen Irrtumswahrscheinlichkeit von 5% entspricht. Hierbei gilt es zu berücksichtigen, dass die Entscheidungen mit Hilfe eines t-Tests nie zu 100% sicher sind. Ist die Wahrscheinlichkeit eines t-Werts sehr klein, so wird die Nullhypothese abgelehnt. Es besteht hierbei dann das α- Fehler-Risiko (Köller & Möller, 2015, S.56).

Bei allen durchgeführten t-Tests ergaben sich Ergebnisse mit einem p-Wert > 0.5, so dass keine Signifikanz besteht (siehe Ergebnisse im Anhang).

4.6 Interpretation der Ergebnisse

So hat man dank dieser quantitativen Untersuchung viele Erkenntnisse gewonnen. Die Teilnehmer sind zum Beispiel mit der Usability, der Unterstützung und den Testübungen mehrheitlich zufrieden. Auch haben die meisten eine Akzeptanz für die digitalen Lernangebote und ihnen ist die Relevanz dieser Lernangebote recht deutlich geworden und nahezu alle haben einen Lernzuwachs angegeben.

Doch auch wenn bei den Items relativ eindeutige Verteilungen erreicht werden, bedeutet dies nicht Minderheitenvoten ignorieren zu können. Als Lehrende ist es wichtig möglichst alle Lernenden zu erreichen und diejenigen, die noch Schwierigkeiten haben, entsprechend zu unterstützen (Hattie, 2017, S.165). So gilt es gerade nach der Bestätigung der Hypothesen noch intensiver die Relevanz und die Lernziele des Lernens mit digitalen Medien zu verdeutlichen. Auch Unterstützungsmaßnahmen sollten entsprechend optimiert werden. So könnte noch häufiger im Präsenzunterricht mit den digitalen Medien gearbeitet werden. Bei Gruppeneinteilungen könnte noch besser darauf geachtet werden stärkere Teilnehmer mit schwächeren zu vermischen. Im nächsten Kurs sollten auch längere Einführungskurse durchgeführt werden.

Nicht ganz zu klären ist, warum die Zufriedenheit mit dem E-Learning Tag (M=3.77) etwas niedriger ist als bei den anderen Zufriedenheitsvariablen. Hier haben ausnahmsweise auch die weiblichen Teilnehmer einen höheren Mittelwert.

In Bezug auf das Lernangebot Forum wurden folgende Erkenntnisse gewonnen: Zunächst ist bei der Variable zur Erfassung der Vorerfahrung eine hohe Standardabweichung (SD=1.40) gegeben bei einem Mittelwert von M=2.42. Es lässt darauf schließen, dass das Lernangebot für einige TN komplett neu war, einige wenige jedoch schon zuvor in Berufsforen unterwegs waren.

Mehrheitlich sind auch eine Akzeptanz und Zufriedenheit mit dem Angebot gegeben. Ebenso wird das Lesen der Forumsbeiträge als interessant empfunden. Insbesondere die weiblichen Teilnehmer sehen hier die Relevanz bzw. die Vorteile, die digitale Forumsdiskussionen bieten. Es kann damit begründet sein, dass bei weiblichen Teilnehmerinnen der Kommunikationsaspekt bei der Nutzung digitaler Medien im Vordergrund steht, wie auch z.B. in der aktuellen JIM- Studie bestätigt wurde (MPFS, 2017, S.31).

Mit der Unterstützung ist eine große Mehrheit zufrieden und gerade die Impulsgebung wird als sehr gut bewertet. Hier sind bei einem gesamten Mittelwert von $M=4.27$ die Standardabweichungswerte gering, insbesondere bei den männlichen Teilnehmern ($M=4.50$; $SD=0.53$).

Ein Lernzuwachs wird beim Umgang mit dem Forum allgemein angegeben und dass bei den Diskussionen voneinander gelernt werden konnte. Ein geringerer Lernzuwachs wird bei der Stärkung der schriftlichen Ausdruckskraft gesehen. Hier kann es eventuell damit begründet sein, dass die Teilnehmer allein durch ihre Führungstätigkeit und das Schreiben von Facharbeiten den schriftlichen Ausdruck gewohnt sind. Bei Auszubildenden hätte das Ergebnis eventuell anders ausfallen können.

In Bezug auf das Lernangebot Kooperative Editoren konnte Folgendes ermittelt werden:

Hier ist die Vorerfahrung bei nahezu allen Teilnehmern als gering angegeben worden ($M=1.92$).

Eine Akzeptanz und Zufriedenheit sind ebenso mehrheitlich gegeben. Bei den offenen Antworten haben neun Teilnehmer vermerkt, dass ihnen die Zusammenarbeit mit den kooperativen Editoren bzw. Google Docs am besten gefallen hat. Auch wird ein Lernzuwachs bestätigt ($M=3.85$; $SD=0.67$). Die Attention- und die Relevanz- Variablen weisen dennoch jeweils einen etwas geringeren Mittelwert auf als z.B. die entsprechenden Variablen zum Forum.

Bei den Unterstützungsvariablen bekommt man einen guten Hinweis, dass die meisten Teilnehmer sich mehr Vorgaben gewünscht hätten. Das neue Medium und der hohe Koordinationsaufwand stellten wahrscheinlich eine Heraus- und Überforderung dar. Das bestätigen auch vier Aussagen aus den offenen Antworten, dass die Gruppenarbeit „manchmal schwierig, oder unübersichtlich war". Zu dem Application Sharing Padlet gab es drei Anmerkungen, dass hier die Austauschfunktionen fehlten. Das Glossar, das ein Kurs bereits intensiv nutzt, wird von drei Teilnehmern als das Angebot angegeben, das ihnen am besten gefällt.

Bei den offenen Angaben wurde von zwei Teilnehmern vermerkt, dass sie die Arbeitsaufträge immer wieder neu öffnen müssten. Erst durch eine weitere Aussage, dass die automatische Logout-Zeit bitte verlängert werden sollte, konnte der Schluss gezogen werden, dass die zwei Teilnehmer wahrscheinlich den Arbeitsauftrag nicht heruntergeladen haben und beim längeren Lesen das automatische Logout der Moodle- Plattform ein neues Einloggen forderte. Da die Lehrende während des E-Learning Tages die verschiedenen Angebote zur Unterstützung häufig ansteuert, ist der kurze automatische Logout persönlich nicht aufgefallen. Dank des Hinweises ist problemlos die Zeit des automatischen Logouts verlängert worden.

So wird deutlich, wie hilfreich einzelne Aussagen sind und dass noch mehr Daten mittels einer qualitativen Untersuchung erhoben werden müssen, um weitere Details für mögliche Optimierungen zu erfahren.

5. Evaluation des exemplarischen Blended- Learning Konzepts- Qualitativer Forschungsanteil

Mit dem Hinzuziehen qualitativer Daten wird nicht nur das Ziel verfolgt, die Gesamt-datenmenge zu ergänzen, sondern es sollen auch aufgrund der größeren Nähe zu den Teilnehmern ebenso neue, zuvor nicht bedachte, aber dennoch relevante Aspekte ge-wonnen werden. Außerdem können die qualitativen Daten helfen, mögliche Erklärun-gen anhand von Einzelfallanalysen für Ergebnisse der quantitativen Untersuchung zu liefern. Anhand der Triangulation der unterschiedlichen Methoden und Datensätze sol-len also sowohl Hypothesen überprüft als auch im besten Fall Theorien neu generiert werden (Mayer, 2013, S.26f.).

Es wird daher beschlossen mittels eines Leitfadens „Experteninterviews" durchzufüh-ren, diese zu transkribieren und nach einer Kategorienbildung die Interviews zu codie-ren und somit auszuwerten.

5.1 Die Stichprobenauswahl und die Erstellung des Leitfadens für das Interview

Es wird entschieden insgesamt sechs Interviews durchzuführen und die Stichprobe, d.h. die Teilnehmer, bei denen das Interview durchgeführt werden soll, bezüglich be-stimmter Merkmale festzulegen. Man spricht hierbei von einer Vorab- Festlegung (Mayer, 2013, S.39).

Da knapp 40 Prozent der Teilnehmer männlich sind, wird zunächst festgelegt vier weibliche und zwei männliche Teilnehmer zu interviewen. Da die Altersspanne (zwi-schen 25 und 55 Jahren) in den Kursen recht groß ist, sollen jeweils zwei Teilnehmer aus einem Altersjahrzent gewählt werden.

Wie auch die quantitative Analyse gezeigt hat, ist die Spannweite zwischen denjeni-gen, die recht sicher im Umgang mit digitalen Medien sind und denjenigen, die hierbei Probleme haben, groß. Um nicht Gefahr zu laufen nur medienaffine Teilnehmer zu be-fragen, werden die Teilnehmer neben der Geschlechts- und Alterseinordnung auch be-züglich ihrer Medienkompetenz in drei Gruppen aufgeteilt. Hierbei wird bei der Aus-wahl auf Beobachtungen und Gespräche der letzten Zeit zurückgegriffen.

© Springer Fachmedien Wiesbaden GmbH, ein Teil von Springer Nature 2019
E. Ortmann-Welp, *Digitale kooperative Medien in Weiterbildungskursen des Pflegeberufs*, Best of Pflege, https://doi.org/10.1007/978-3-658-25702-6_5

Aus diesen drei Gruppen werden die Interviewpartner dann per Zufall gezogen. Zwei medienaffine Teilnehmer ebenso zu befragen wird deshalb beschlossen, um auch konkrete Hinweise zu bekommen, wie es z.b. bei der quantitativen Befragung mit der Bemerkung des kurzen Automatischen Logouts der Fall war.

Zentrales Merkmal von Leitfrageninterviews ist das Vorformulieren von offen formulierten Fragen oder Themenblöcken, die während des Interviews angesprochen werden sollen. Mit Hilfe des Leitfadens soll eine gewisse Vergleichbarkeit der Ergebnisse der unterschiedlichen Interviews gewährleistet werden. Allerdings können die Befragten auf die Fragen frei antworten und sollten in ihrem Gesprächsfluss auch nicht unterbrochen werden, wenn sie z.B. von selbst auf ein bestimmtes Thema zu sprechen kommen, obwohl es laut Leitfaden „noch nicht dran wäre."

Auch können vom Interviewer Nachfragen gestellt werden, die nicht im Leitfaden enthalten sind. Leitfadeninterviews werden daher auch halb- oder semistrukturierte Interviews genannt und nehmen eher die Rolle einer Richtschnur ein (Gläser & Laudel, 2009, S.40f.).

Die Fragen sollten neutral und nicht suggestiv, sowie klar und unmissverständlich formuliert sein. Weitere Besonderheiten, die bei der Leitfadenerstellung beachtet werden sollten, sind die erste und letzte Frage des Leitfadens. Als erste Frage sollte eine „Anwärmfrage" gestellt werden, die gedanklich in die Thematik einstimmt und für den Befragten leicht zu beantworten ist. Eine oft gestellte Abschlussfrage ist, ob der Befragte noch weitere aus seiner Sicht wichtige Aspekte zum Thema nennen möchte (ebd., S.137ff.).

So ist für den für die Befragung der sechs Teilnehmer aus den Weiterbildungskursen erstellten Leitfaden als Start folgende Anwärmfrage gewählt worden:

„Wieviel Erfahrung mit dem Computer hattest Du vor der Weiterbildung?" – Durch diese Frage soll zum Thema hingeführt und zur Reflexion angeregt werden.

Weitere Fragen sollen ergänzende Erkenntnisse zu den Ergebnissen der quantitativen Auswertung liefern und beziehen sich auf die Variablen der quantitativen Forschung.

So ist eine Frage zu der Zufriedenheit mit den E-Learning Tagen formuliert worden und weitere zu den kommunikativ-kollaborativen Angeboten, insbesondere zu den Kooperativen Editoren. Hier sollen natürlich die wahrgenommene Unterstützung und der Lernzuwachs abgefragt werden. Auch wird beabsichtigt nach der Relevanz der Angebote zu fragen, um festzustellen, wie genau die Teilnehmer die Erklärungen hierzu erfasst haben. Die oben beschriebene Abschlussfrage dient als Leitfadenende.

5.2 Die Durchführung der Leitfadeninterviews und die Transkription

Die Interviews werden an drei Tagen, jeweils vor dem Unterricht und in der Mittagspause einzeln durchgeführt. Nach der Erläuterung des Zwecks des Interviews wird darauf hingewiesen, dass das Interview mit dem Rekorder aufgezeichnet wird, damit der Gesprächsfluss sich störungsfrei entfalten kann.

Eine Audio- Aufzeichnung bietet viele Vorteile. Sie ist genauer, es ist keine Mitschrift erforderlich, es besteht keine Gefahr der Verzerrung durch retrospektive Erinnerung und die Auswertung wird vereinfacht. Allerdings kann es bei den Befragten ein unangenehmes Gefühl hervorrufen, dass alles aufgezeichnet wird. Aus diesem Grund wird den Interviewpartnern versichert, dass die Daten anonymisiert werden und die Aufzeichnung erfolgt mit dem Rekorder des Smartphones, das seitlich platziert wird (Mayer, 2013, S.47; Kuckartz, 2016, S.165). Bei den folgenden Interviewausschnitten wurden die Namen entsprechend verändert. Als Zeit wird ein Rahmen von ca. zwanzig bis dreißig Minuten eingeplant. Zum Abschluss wird sich natürlich noch beim Gesprächspartner bedankt.

Anschließend erfolgte die Transkription, d.h. die gesprochene Sprache wurde in die schriftliche Form übertragen. Hierbei wurde sich an den Transkriptionsregeln für Evaluationsprojekte von Kuckartz (2016, S.167) orientiert: Es wurde wörtlich transkribiert, also nicht zusammenfassend. Störquellen wie Smartphone- Benachrichtigungstöne etc. wurden nicht miterfasst, ebenso nicht Zustimmungslaute. Lediglich Lautäußerungen, die die Aussage unterstützen oder verdeutlichen, wie Lachen oder Seufzen, wurden in Klammern notiert, ebenso wurden Pausen durch in Klammern gesetzte Auslassungspunkte markiert.

5.3 Die Kategorienbildung und die Codierung der Interviews

Die so entstandenen Word- Dokumente wurden zur qualitativen Inhaltsanalyse in die MAXQDA- Software importiert. Die Fallvariablen wurden lediglich um das Alter der Befragten ergänzt. Die Vornamen sind zur Datenanonymisierung verändert worden (Kuckartz, 2010, S.146).

Nun wurden die Kategorien bzw. Codes eingegeben. Aufgrund der Erkenntnisse der quantitativen Forschung wurden bereits A-priori- Kategorien gebildet, wie z.B. zur Kategorie Kooperative Editoren, die Subcodes „Unterstützung", „Zufriedenheit", „Lernzuwachs" und „Relevanz".

Nun konnten die entsprechenden Passagen vom Textmaterial codiert, d.h. der entsprechenden Kategorie zugeordnet werden. Es wird beschlossen nach der inhaltlich strukturierenden qualitativen Inhaltsanalyse vorzugehen. D.h. nach dem Codieren des gesamten Materials mit den Hauptkategorien erfolgt anschließend ein induktives Bestimmen von weiteren oder Subkategorien am Material. So wurde z.B. ein neuer Code mit dem Namen „Konkrete Probleme mit Google Docs" erstellt, da ganz neue Aussagen zu dieser Thematik fielen, die nicht zu den a-priori- Kategorien zugeordnet werden konnten. Weitere mögliche Vorgehen für die qualitative Analyse wären z.B. die Typenbildung, oder eine skalierende Strukturierung. Diese beiden Möglichkeiten stellten sich für dieses Vorhaben als nicht geeignet dar (Kuckartz, 2016, S.100f.).

Die Kategorien bzw. Codes können zudem farblich unterschiedlich und mit Memos, d.h. Zusatzinformationen, belegt werden (siehe Anhang).

5.4 Ergebnisse der qualitativen Untersuchung

Es wurden insgesamt 24 Codes erstellt und zu diesen Codes wurden 114 Zuordnungen vorgenommen. Allerdings gibt es auch einige Textpassagen, die doppelt belegt wurden, d.h. die Aussagen gaben Informationen zu zwei Codes.

Die Entscheidung knapp ein Viertel der Kursteilnehmerzahl zu befragen, war richtig, denn so konnten zahlreiche detaillierte Aussagen gewonnen werden. Zur Verdeutlichung: Das kürzeste Gespräch wurde mit Niklas (25 Jahre, gute Medienkompetenz) innerhalb von zwölf Minuten geführt und konnte mit 12 Codes belegt werden.

Das Interview mit Elke (49 Jahre, geringe Medienkompetenz), das insgesamt dreißig Minuten dauerte, konnte mit 16 Codes belegt werden. Die Maps mit den Code-Hierarchien im Anhang veranschaulichen dieses auch bildlich.

Mit Hilfe der MAXQDA- Software können die zu den jeweiligen Codes zugeordneten Aussagen aller sechs Interviewpartner in einer Übersicht aufgezeigt werden. Auf diese Weise erhält man einen sehr guten Überblick über die Aussagen zu einer bestimmten Kategorie.

Folgende Erkenntnisse konnten dank der Aussagen zu den *Forumsdiskussionen* gewonnen werden:

Die Ergebnisse der quantitativen Untersuchung wurden in den Interviews bestätigt. Hinter den Zahlen wurden nun die konkreten Worte sichtbar. So konnte man erkennen, dass die Teilnehmer mit dem Angebot zufrieden sind und auch die Bedeutsamkeit dieses Angebots für die Bildung bzw. die Kompetenzentwicklung erfasst haben.

Ein Teilnehmer beschrieb auch die Vorzüge eines Forums im Vergleich zu Face to Face Diskussionen sehr anschaulich:

„Mit dem Forum ist es schon spannend. Genau nachzulesen, wer was geschrieben hat. Also, das kann man dann besser erfassen, als wenn man im Präsenzunterricht miteinander diskutiert. Das Geschriebene kann man sich ja immer wieder genau durchlesen. (...) Kann mir gut vorstellen, dass es eine tolle Sache wäre, wenn viele aus der Pflege sich aus ganz Deutschland austauschen. Es gibt ja schon solche Foren, aber ich kenne wenige, die es nutzen. Aber ich selber habe da schon mal drin gelesen" (Mirka 35 J.)

„ (...) Aber so finde ich Forumdiskussionen gar nicht so schlecht, und so findet man auch qualitativ gute Foren. Wenn der Austausch interessant ist und man Neues erfährt. Daran erkennt man eine gewisse Qualität an Foren. Ich finde diesen Austausch sehr wichtig zu sehen zB wer schon Patientenverfügung hat, oder nicht. Das fand ich auch sehr interessant" (Ursula 39J.)

So wurde auch die Art der Vorerfahrung konkreter sichtbar. Fünf Interviewpartner gaben an zumindest schon in Foren gelesen und auch ab und zu etwas geschrieben zu haben. Einer davon hatte reichlich Erfahrung, er gab an deswegen keinerlei Probleme mit dem Forumsangebot und seiner Bedienung gehabt zu haben, da er für seinen Sparclub ein Forum erstellen ließ.

Die Unterstützung des Forums mit den vorgegebenen Forumsthread und der Impulsgebung wurden gut beurteilt. Folgend zwei exemplarische Aussagen zur Unterstützung des Forums:

> *„Erstmal war es gut, dass etwas zur Auswahl etwas stand. Unterstützung war gut, man wusste ja, dass du immer da warst. Das war gut, auch die Rückmeldung war prompt da" (Manuel 42 J.)*
>
> *„Gut war, dass es vorgegeben war, wozu man etwas schreiben soll. Sonst wäre das zu überfordernd sich was ausdenken zu müssen. Deine Hinweise oder Links waren da schon gut, echt nützlich" (Elke 49 J.)*

Eine Teilnehmerin mit einer geringen Medienkompetenz hatte bisher keine Vorerfahrungen mit Foren. Sie beschrieb, dass ihr insgesamt die Aufgaben mit den digitalen Medien schwerfielen.

> *„Mit dem Forum, das war echt ähnlich, ich habe da erstmal schauen müssen mit der Technik. Und dann war ich mit die Letzte, die noch etwas reingeschrieben hat. Ich hatte nur bei Einigen geschafft, etwas lesen zu können, was die geschrieben haben, da die Zeit auch im Nacken saß" (Melissa 28 J.).*
>
> Auf die Frage, ob es am zweiten E-Learning Tag besser lief, antwortete sie:
>
> *„Ja, beim zweiten Tag ging es wirklich besser. Da wusste man besser Bescheid und ich konnte mich auch besser auf das Thema konzentrieren. Habe dann auch später mal gelesen, was die anderen geschrieben haben. Das war schon interessant" (Melissa 28 J.)*

Hier wird auch die Aussage von Schulmeister (2012) zum Mythos der Digital Natives sehr deutlich, eine hohe Medienkompetenz ist nicht automatisch an jungem Lebensalter gekoppelt, sondern sehr individuell. Ebenso wird deutlich, wie wichtig Übung ist und wie sehr sich zum einen die Teilnehmer selbst unter Druck setzen bzw. von der Zeit unter Druck gesetzt werden. Glücklicherweise hatte die Teilnehmerin am zweiten Tag positivere Gefühle aufbauen können, so dass die Lernmotivation nicht durch negative Frustgefühle verringert wurde.

In Bezug auf die _kooperativen Editoren_ konnten folgende bereichernde Erkenntnisse dank der Aussagen gewonnen werden:

Das _Glossar_ wird von einem Kurs bereits länger genutzt und hier fielen nur positive Bemerkungen:

> _„Auch finde ich gut, dass man zwischendurch lernen kann mit dem Glossar. Da haben ja alle mit dran gearbeitet. Eine gemeinsame Produktion sozusagen. Zusätzlich zum Lernen zum Beispiel für unterwegs echt perfekt" (Niklas 25J.)._

> _„Das fand ich zum Beispiel sehr gut mit dem Glossar. Das habe ich ziemlich intensiv gefüllt, für mich und die anderen können es ja auch nutzen. Also für die schriftliche Prüfung war es meine Herangehensweise damit zu lernen. Diese Themenpunkte im Glossar zu befüllen Das war für mich wichtig und ich habe mich so gut mit den Themen beschäftigen können. (...) Mit den Schlagworten. Das habe ich wirklich sehr gerne genutzt. Also mir hat das echt geholfen. (...) Ich mache sowas auch mal im Bus (Manuel 42 J.)._

Erfreulicherweise haben drei der Teilnehmer von sich aus die Vorzüge des _mobilen Lernens_ geäußert und nutzen diese schon intensiv.

> _„Zusätzlich zum Lernen zum Beispiel für unterwegs echt perfekt" (Niklas 25 J.)._

> _„Auch, dass ich das überall nutzen kann, denn mit dem Smartphone kann ich es ja auch nutzen, also die Übersicht ist gut damit. Im Zug zB. oder auch auf der Arbeit, wenn es mal etwas ruhiger ist" (Mirka 35 J.)._

Zu dem synchronen digitalen Lernangebot zu _Google Docs_ wurde von keinem der sechs Interviewpartner Vorerfahrung angegeben. Niklas (25 J.) hatte zumindest schon von Google Docs gehört, aber an seiner Schule wurde es nicht genutzt.

Die Begeisterung über die zuvor noch nicht gekannte Möglichkeit dieser Kooperation wird von mehreren Teilnehmern anschaulich zum Ausdruck gebracht:

> *„Ne, total witzig, dass da einer schreibt, dann kommt der Text. Da kann man von dem noch was verbessern, wenn er etwas falsch geschrieben hat, oder so. Das ist total klasse" (Niklas 25 J.).*

> *„Aber sehr spannend zu sehen, das kannte ich zB vorher noch nicht, an einem Dokument gemeinsam zeitgleich zu arbeiten (Manuel 42 J.).*

Bei der Frage nach der Relevanz, ob es klar geworden ist, wofür Google Docs nützlich ist, wurde offensichtlich, dass nicht alle Teilnehmer die Möglichkeiten, die dieses Angebot bietet, erfasst haben:

Niklas (25 J.) fasst viele Möglichkeiten von Google Docs in einem Satz zusammen:

> *„Wenn man Aufgaben zusammen bearbeiten kann, man sich im Chat austauschen kann, ob da jemand noch was hat, hat da jemand noch eine Idee. Das ist total cool eigentlich, dass man das von zuhause machen kann."*

Auch Mirka (35 J.) benennt die Vorteile deutlich:

> *„Schon klar, dass das echt nützlich ist, dass man egal von wo darauf zugreifen kann und dann zusammen das zu gleicher Zeit bearbeiten kann."*

Elke (49 J.) zählt einige richtige Möglichkeiten von Google Docs auf:

> *„Ja, das ist mir klar, wofür es gut ist. Man kann was wegarbeiten, man kann sich austauschen, was korrigieren. Ne, vorher habe ich es noch gar nicht gekannt"*

Zuvor hatte sie genannt, dass es ihr Schwierigkeiten bereitete sich abzustimmen, wer was bearbeitet. Als dann erwidert wurde, ob die Kommentarfunktion von Google Docs genutzt wurde zum Austausch, so antwortete sie:

> *„Mir war so nicht klar, dass ich da mit den anderen kommunizieren kann."*

Auch Melissa (28 J.) hat für sich noch nicht die Vorzüge der synchronen kooperativen Editoren erkannt:

„Ja gut, aber das werde ich, glaube ich, niemals haben, dass ich mit anderen von wo anders etwas gemeinsam bearbeiten müsste. Klar, dafür wäre es wahrscheinlich nicht schlecht. "

Bei der Frage zum Lernzuwachs wurde von den Teilnehmern angegeben, dass es am zweiten Tag besser lief. Mirka (35 J.) brachte ihre Eindrücke gut zum Ausdruck:

„Ja, zuerst war man überrascht von dem, was da so passierte und man hat sich nicht so auf das Ausfüllen konzentriert, also das man das wirklich ordentlich machte. Beim zweiten Tag, da war das eher möglich. Aber du sagtest ja, dass das eher zum Kennenlernen war. "

Zur Unterstützung und zu den konkreten Problemen beim Umgang mit Google Docs wurden auf Nachfrage viele konkrete Hinweise gegeben. Einzig Niklas (25 J.) hatte für sich keine Probleme empfunden und sieht den Leitfaden- den formulierten Arbeitsauftrag- als ausreichende Unterstützung. Folgende Verbesserungsvorschläge wurden von den anderen Teilnehmern gegeben:

-Mirka und Manuel wiesen darauf hin, dass es schon wichtig wäre, dass *alle Teilnehmer ein google-Konto* hätten, so würden die Avatare bei Google Docs mit dem richtigen Namen versehen und man spart sich die Zeit zu erfragen, welcher Avatar welche Person darstellt

-Manuel betont, dass es wichtig wäre noch intensiver herausstellen, dass sich *alle an die Zeit halten* in der Gruppenarbeit mit Googledoc. Dass es nicht hauptsächlich darum geht, das Dokument zu erstellen, *sondern das Programm kennenzulernen.*

-Ursula schlägt vor, dass die *Links zu den Google Docs Dokumenten erst zu der Zeit verschickt* werden, wenn die Gruppenaufgabe beginnen soll. So würde keiner in die Versuchung kommen dort schon eher reinzuschauen. Sie selbst hätte es auch gemacht.

-Dass *Vorgaben* gewünscht wären, bzw. Erleichterung gebracht hätten, brachten Elke und Ursula gut zum Ausdruck:

„Mit der einen Tabelle, da war ich zu spät, da ich etwas Probleme hatte, da war es für mich schwer mit den Zuständigkeiten. Da war es mir nicht klar, wer ist für was zuständig. Da war es nicht so strukturiert. Dass man sich die The-

menschwerpunkte intensiviert und man sich schreibt. Und ich hatte das Gefühl, dass Einige zum gleichen Thema etwas geschrieben haben. Das war zu unstrukturiert in meinen Augen. Eine vorherige Absprache wäre hilfreich. Ich wollte keinen vorm Kopf stoßen, daher habe ich jetzt nicht eine Folie verschoben. " (Elke, 49 J.);*

„Wenn man schnell selber etwas schreiben möchte, die anderen haben schon. Und dann gibt es welche, die können es schon sehr gut, denen liegt es. Die machen es schneller und sehr, sehr gut. Andere müssen sich da noch reinfuchsen. Man kann sich selber dann schlechter einbringen. Ändert nur von dem Aussehen etwas, die Farbe, die Schrift, oder so" (Ursula 39 J.)

Zum Application Sharing mit *Padlet* wurde genannt, dass dieses Tool attraktive Gestaltungsmöglichkeiten bietet und es auch interessant ist anzuschauen, wenn auf einmal neue „Fenster" (Pins) erscheinen, aber dieses Tool für eine Kooperation schwierig ist, da keine Kommunikationswerkzeuge mit integriert sind wie bei Google Docs.

Außerdem wurde noch zu den anderen Lernangeboten und zu den *E-Learning Tagen* befragt. Sowohl die medienaffinen Teilnehmer, als auch die mit einer geringen Medienkompetenz äußern Zufriedenheit und würden sich weitere digitale Angebote (auch von den anderen Dozenten) wünschen bzw. erkennen die Notwendigkeit für das Blended Learning Angebot:

„So ein E- Learning Tag ist für mich persönlich total gut. Etwas anderes und dass man sich mit der Zeit anpasst. Ich sag mal, da geht es ja da hin. Mit der Digitalisierung und ich finde es auch cool, dass es hier in der Schule gemacht wird und ausprobiert wird. Und ich bin da sehr offen für" (Niklas 25 J.).

„Meine Medienkompetenz ist auf jeden Fall aufgebaut worden. Hat auch ein bisschen die Hemmschwelle genommen für mich. Du zeigst mir den Weg und es ist durchdacht. Da kann mir nichts passieren. Auch die Atmosphäre zuhause ist angenehmer, dass man es zeitlich terminieren kann" (Elke 49 J.).„Ja, es war mir nicht klar, wie viele Dinge so möglich sind im Internet. Dass da schon so

Einiges für die Pflege drinsteht. Nur, das ist echt noch nicht so meins. Bin nicht so der Computerfreak. Aber klar, dass ist schon wichtig in der Weiterbildung. Das wird bestimmt mehr werden" (Melissa 28 J.).

„Man hat sich schon gefragt, kommen noch Infos von den anderen Dozenten rein. Ich hätte das gar nicht schlecht gefunden, wenn da was drin wäre. Aber klar die müssten das erst vorbereiten. Aber ich fände das gar nicht schlecht, so ein paar weitere Tests oder Angebote" (Manuel 42 J.).

Auch wurde durch die qualitative Befragung deutlich, warum die <u>Zufriedenheit mit den E-Learning Tagen</u> etwas geringer (M=3.77) ausfiel als mit den anderen Angeboten. In der gleichen Woche, in der der zweite E-Learning Tag stattfand, gab ein Kollege auch einen Arbeitsauftrag für das selbstgesteuerte Lernen:

Die E-Learning Tage sind zum Wiederholen und Vertiefen der Themen sehr gut. Es war da nur viel zu lesen, so dass ich dann manchmal zum Schluss nur überfliegen konnte. Nun, muss man aber sagen, dass am Tag vorher ja auch noch der Arbeitsauftrag von Andre war zum Lesen, so dass man zwei Tage nur am Computer gesessen hat, das fand ich sehr anstrengend. Und dann die langen Texte zu lesen. Die Pausen waren für mich nur schwierig einzuhalten. Man ist die ganze Zeit dabei. Ich habe immer den Stress mit dem Zeitfaktor. Manchmal hat man auch Leerlauf, nur da fängt man automatisch mit der nächsten Aufgabe an, um vorzuarbeiten (Ursula 39 J.).

Auch zwei weitere Teilnehmer nannten das viele Lesen und das lange Sitzen am Computer als Herausforderung, da sie es noch nicht gewohnt sind. Der Vorschlag wurde eingebracht die zu lesenden Texte schon am Tag vorher freizugeben.

„Man war anfangs viel mit Technik beschäftigt und konnte sich nicht so intensiv mit dem Thema beschäftigen. Ein Tag vorher zum Vorbereiten, das wäre eventuell gut sich ins Thema schon mal einzulesen" (Manuel 42 J.)

Vielleicht könnte die etwas höhere Zufriedenheit der weiblichen Teilnehmer mit den E-Learning Tagen darauf begründet sein, dass Frauen lieber und öfters lesen als Männer, zumindest ist diese Tatsache in der aktuellen JIM- Studie ebenfalls bestätigt worden (MPFS, 2017, S.19). Aber wesentlich wichtiger ist, dass man dank der quantitativen und qualitativen Evaluation viele Erkenntnisse gewonnen hat, die eine zielgerichtete Optimierung ermöglichen.

6. Geplante Optimierungsmaßnahmen

Die Triangulation der quantitativen und der qualitativen Untersuchung hat zahlreiche Ergebnisse geliefert, die nun für die Bestimmung von Optimierungen für die nächsten E-Learning Tage und für den neuen Kurs genutzt werden sollen:

> Weitere digitale Lernangebote und Tests sollen fraktioniert auf der Plattform für die Teilnehmer zu Verfügung gestellt werden. Hierbei wird versucht auch die Kollegen zu motivieren Angebote zu erstellen, insbesondere den einen Mitkollegen. Hier wird versucht als „Change Agent" zu wirken. Die anderen Lehrer der Kurse sind externe Dozenten. Aus diesem Grund ist ebenso eine Absprache bzgl. der Gruppenarbeiten bzw. Arbeitsaufträge schwierig, sollte dennoch z.B. per Mailinfo erfolgen.

> An den E-Learning Tagen sollte in Bezug auf die Textarbeit zu den Themen nicht nur die Schnellleser mit Zusatzangeboten bedacht, sondern auch denen mehr Selbstbestimmung ermöglicht werden, die langsamer lesen. Die Dateien bzw. Arbeitsaufträge werden an den nächsten E-Learning Tagen daher schon den Tag zuvor zur Verfügung gestellt. Auf diese Weise wird auch für einige Teilnehmer der Zeitdruck genommen und die Lernmotivation gesteigert.

> Wie die quantitative Untersuchung gezeigt hat bestehen positive Zusammenhänge zwischen der Relevanz und der Zufriedenheit. Auch die qualitative Befragung zeigte auf, dass einige Teilnehmer die Ziele und den Nutzen einiger digitaler Angebote noch nicht richtig erfasst haben.
> So müssen die Bedeutsamkeit und Nützlichkeit der Angebote noch mehr verdeutlicht werden.
> In Bezug auf das Forumsangebot sollten nicht nur Links zu den Berufsforen auf der Plattform zur Verfügung gestellt werden, sondern es sollten passend zum Unterrichtsthema auch im Präsenzunterricht mehr Foren besucht werden, so dass die Teilnehmer die aktive Nutzung sehen können.

© Springer Fachmedien Wiesbaden GmbH, ein Teil von Springer Nature 2019
E. Ortmann-Welp, *Digitale kooperative Medien in Weiterbildungskursen des Pflegeberufs*, Best of Pflege, https://doi.org/10.1007/978-3-658-25702-6_6

Auch gilt es mehr Praxisbeispiele für die Nutzungsmöglichkeiten zu liefern, so z.B. insbesondere in Bezug auf die Kooperativen Editoren, dass diese für die Arbeit in der Pflegekammer, für die Qualitätsentwicklung von Verbunds-Krankenhäuser bei Erstellung von Standards oder Richtlinien etc. angewandt werden können, ohne dass immer ein Präsenzmeeting vereinbart werden muss. Bei großen Anbietern wie z.B. den Helios-Kliniken wäre dieses auch gar nicht möglich. Auch ist es wichtig den Teilnehmern aufzuzeigen wie weit andere Berufe digitale Lernangebote nutzen. So könnte beispielsweise auch die Reference[+] Plattform von Siemens vorgestellt werden.

➢ Die digitalen Angebote sollten noch detaillierter in der Einführungsveranstaltung vorgestellt werden. Zudem sollte Teilnehmern, die aufgrund von Krankheit etc. nicht an der Einführungsveranstaltung teilnehmen können, ein Ersatztermin angeboten werden.

➢ Noch mehr Übung sollte ermöglicht werden durch die Nutzung von insbesondere kooperativen Editoren im Präsenzunterricht, wenn thematisch möglich.

➢ Auch zur Unterstützung können nun viele Maßnahmen abgeleitet werden:
Die Unterstützung insgesamt sollte in der Form beibehalten werden, dass die Lehrende durch ihre Präsenz wahrgenommen wird und eine zeitnahe Rückmeldung bei Bedarf gibt.
Auch die Impulsgebungen für die Forendiskussionen sollen weiterhin stattfinden. In den weiteren E-Learning Tagen wird bei den Forumsdiskussionen eine Form der Unterstützung geleistet werden, die aktives selbstgesteuertes Lernen und einen Wissensaustausch fördert, aber nicht durch zu viele Interaktionen des Lehrenden den Diskussionsfluss lähmt (Bett & Gaiser, 2010, S. 5f;).
Bei den Angeboten mit den Kooperativen Editoren hat es in Bezug auf die Unterstützung wiederum an Instruktionen und notwendigen Vorgaben gefehlt, so dass es bei den Teilnehmern zu einer Überforderung kam.

Bei kooperativen Aufgaben mit digitalen Tools wie Google Docs sollte Folgendes umgesetzt werden:

- Gruppenzusammenstellung: Um entsprechend auf die recht große Heterogenität im Kurs einzugehen, sollte eine innere Differenzierung vorgenommen werden (Streber, 2015, S.22), so dass ein besseres Miteinander und Voneinander Lernen möglich ist.

- Google-Konto: Noch intensiver die Notwendigkeit einer eigenen Googlemail- Adresse betonen, damit diese Lernaufgaben effektiver gelöst werden können. Hier wurde der Koordinationsaufwand für die „Identitätsfeststellung" unterschätzt.

- Detailliertes Kooperationsskript: Gerade in den ersten Begegnungen mit diesem Medium benötigen die Teilnehmer genaue Instruktionen, daher soll neben der Gruppenzusammenstellung auch die interne Aufgabenverteilung vorgegeben werden.

- Relevanz: Noch genauer verdeutlichen, dass die ersten Gruppenarbeiten dafür gedacht sind das Tool kennenzulernen, um den Teilnehmern den Druck zu nehmen inhaltlich gute Ergebnisse liefern zu müssen.

- Freischaltung: Die Links zu den zu bearbeitenden Google Docs- Dateien werden den Teilnehmern erst unmittelbar vor der Gruppenarbeit gesandt, damit kein Teilnehmer der Versuchung unterliegt vorzuarbeiten.

- Bei Lernangeboten mit Padlet wird ein zusätzlicher Chat auf der Plattform eingerichtet, damit eine Absprache ermöglicht wird und die Teilnehmer auf diese Weise auch ein weiteres Kommunikationswerkzeug kennenlernen. Hierbei ist eine vorherige Einweisung nicht zu vergessen.

➤ Unmittelbar Feedback zu eventuellen technischen Problemen (wie z.B. die zu kurze automatische Logout- Einstellung) einholen, z.B. mittels eines Forums als Feedback zum E-Learning Tag, oder eines Google Doc- Dokumentes, das mit Rückmeldungen befüllt werden soll.

➢ Diese Optimierungsmaßnahmen sind auf ihre Wirksamkeit mittels der nächsten Evaluation zu prüfen. Qualitätsentwicklung ist ein Regelkreislauf, der Kontinuität bedarf (Riecke-Baulecke, 2012, S.26). Die nächste Evaluation wird daher terminiert.

7. Kurzzusammenfassung und Blick auf Forschungsdesiderate

In dieser Masterarbeit wurden zunächst die Chancen und Potentiale digitaler kooperativer Tools für das Lernen, für die Kompetenzentwicklung, für das Wissensmanagement und für die Führungsarbeit aufgezeigt.

Es ist keine Frage mehr, ob digitale Medien in Bildungsprozesse Einzug finden sollten, sondern wie digitale Medien sinnvoll für Bildungsprozesse anzuwenden sind.

Im dritten Kapitel wurde die Realisierung eines Blended-Learning Konzepts, das auch kooperative Tools enthält, verdeutlicht. Es wurden die Herausforderungen sichtbar und mittels der quantitativen sowie qualitativen Untersuchung wurde ersichtlich, wie das Angebot bewertet wird und welche Optimierungen erforderlich sind. Lehrpersonen sind laut Hattie (2017, S.186) die Change- Agents. Es ist als Lehrperson wichtig sein pädagogisches Handeln wirkungsorientiert zu reflektieren sowie zu evaluieren und hierbei Maßnahmen zur Qualitätssicherung und zur Qualitätsentwicklung durchzuführen. Bei der Nutzung digitaler kooperativer Tools für Lernprozesse stellt es für den Lehrenden eine Herausforderung dar die passende Balance der Unterstützung zu finden. Zahlreiche Kompetenzen müssen hierbei entwickelt werden. Für die kompetente Unterstützung und Moderation von Online-Diskussionen stehen mittlerweile Forschungsergebnisse wie auch Lektüre für die praktische Umsetzung zur Verfügung. Hier gibt es Bücher, in denen die Impulsgebung und weitere Tutoringmaßnahmen anschaulich dargestellt werden. Es wäre wünschenswert, wenn für das Lernen mit kooperativen Editoren nicht nur Forschungen in Bezug auf die Wirksamkeit durchgeführt, sondern auch hier konkrete praktische Umsetzungsbeispiele für Kooperationsskripts geliefert werden. Leider konzentriert man sich vermehrt auf die Realisierung computerunterstützter Kooperationsskripts, die jedoch eher nur in Verbindung mit kostenintensiven E-Learning Produkten angewandt werden können. Hier zeigen sich für Lehrende an formalen Bildungsinstitutionen leider Grenzen auf. Dennoch gibt es, wie aufgezeigt wurde, zahlreiche Möglichkeiten digitale Medien für das Lernen und für die Kompetenzentwicklung einzusetzen.

Unter Beachtung didaktischer Prinzipien und der Vermittlung der Ziele sowie der Relevanz der Angebote kann eine Zufriedenheit und ein selbsteingeschätzter Lernzuwachs bei den meisten Teilnehmern erreicht werden. Wie erwähnt müssen diese Ergebnisse laufend mittels Qualitätsentwicklungsmaßnahmen verbessert werden.

Als Abschluss dieser Masterarbeit dient die bedeutungsvolle Aussage von dem Bildungsforscher und OECD- Direktor Andreas Schleicher (2018, S.27):

> „Digital technologies are creating opportunities that will amplify great teaching, even if great digital technology can never replace poor teaching."

Literaturverzeichnis

Arnold, Patricia; Kilian, Lars; Thillosen, Anne & Zimmer, Gerhard (2018). *Handbuch E-Learning*. Bielefeld: Bertelsmann.

Alby, Tom (2008). *Web 2.0. Konzepte, Anwendungen, Technologien*. 3. Auflage. München: Hanser.

Abts, Dietmar & Mülder, Wilhelm (2017). Grundkurs Wirtschaftsinformatik. Eine kompakte und praxisorientierte Einführung. Wiesbaden: Springer Vieweg.

Arnold, Rolf; Lermen, Markus (2005): Lernen, Bildung und Kompetenzentwicklung - neuere Entwicklungen in Erwachsenenbildung und Weiterbildung, In: Wiesner, Gisela; Wolter, Andrä (Hrsg.): *Die lernende Gesellschaft. Lernkulturen und Kompetenzentwicklung in der Wissensgesellschaft*, Weinheim und München, Juventa, S. 45-59.

Astleitner, H. (2008). *Motivationale und emotionale Faktoren beim E-Learning*, Zeitschrift für e-learning, Studienverlag 1/2008.

Azadegan, A., & Harteveld, C. (2014). *Work for or against players: On the use of collaboration engineering for collaborative games*. Foundations of Digital Games.

Baacke, Dieter (1996): Medienkompetenz – Begrifflichkeit und sozialer Wandel, In: von Rein, Antje (Hrsg.): *Medienkompetenz als Schlüsselbegriff*, Bad Heilbrunn, Klinkhardt, S.112-124.

Back, A.; Gronau, N.; Tochtermann, K. (2012). *Web 2.0 in der Unternehmenspraxis. Grundlagen, Anwendungen und Methoden mit zahlreichen Fallstudien*, 3. Auflage. München: Oldenbourg.

Bauer, Wilhelm; Dworschak, Bernd & Zaiser, Helmut (2017). Weiterbildung und Kompetenzentwicklung für die Industrie 4.0. In:. Vogel-Heuser, Birgit, Bauernhansl, Thomas & ten Hompel, Michael (Hrsg.). *Handbuch Industrie 4.0. Band 1. Produktion*. 2. Auflage. Berlin, Springer Vieweg, S.125-138.

Baumgartner, Alexander; Seifried, Jürgen (2011): Umgang mit Fehlern am Arbeitsplatz, In: *Berufsbildung in Wissenschaft und Praxis, Lernen im Betrieb*, 1/2011, Bertelsmann, S.20-24. URL: http://www.bibb.de/veroeffentlichungen/de/publication/download/id/6604 Letzter Zugriff am 27.12.2017.

© Springer Fachmedien Wiesbaden GmbH, ein Teil von Springer Nature 2019
E. Ortmann-Welp, *Digitale kooperative Medien in Weiterbildungskursen des Pflegeberufs*, Best of Pflege, https://doi.org/10.1007/978-3-658-25702-6

Bause, Inga; Brich, Irina; Wesslein, Ann-Kathirn & Hesse, Freidrich (2018). *Using technological functions on a multi-touch table and their affordances to counteract biases and foster collaborative problem solving.* Intern. J. Comput.-Support. Collab. Learn. URL: https://doi.org/10.1007/s11412-018-9271-4 abgerufen am 19.03.2018.

Beck, H.; Anastasiadou, S. & Meyer zu Reckendorf, Ch. (2016). *Faszinierendes Gehirn: Eine bebilderte Reise in die Welt der Nervenzellen.* Berlin: Springer.

Benner, Patricia (2012). *Stufen zur Pflegekompetenz. From Novice to Expert.* 2. Auflage. Bern: Huber.

Bett, Katja; Gaiser, Birgit (2010). E- Moderation. URL: http://www.e-teaching.org/lehrszenarien/vorlesung/diskussion/e-moderation.pdf Letzter Zugriff am 31.12.2017.

Bodemer, D.; Gaiser, B. & Hesse, F. (2009). Kooperatives netzbasiertes Lernen, In: Issing, Ludwig; Klimsa, Paul (Hrsg.): *Online- Lernen. Handbuch für Wissenschaft und Praxis*, München, Oldenbourg, S.151-158.

Boos, M.; Müller, A. & Cornelius, C. (2009). *Online- Moderation und Tele- Tutoring.* Stuttgart: Kohlhammer.

Bortz, Jürgen & Döring, Nicola (2016). *Forschungsmethoden und Evaluation in den Human- und Sozialwissenschaften.* Heidelberg: Springer.

Bos, W., Eickelmann, B., Gerick, J., Goldhammer, F., Schaumburg, H., Schwippert, K., Senkbeil, M., Schulz-Zander, R. & Wendt, H. (2014). *ICILS 2013 – Computer- und informationsbezogene Kompetenzen von Schülerinnen und Schülern in der 8. Jahrgangsstufe im internationalen Vergleich.* Münster: Waxmann.

Bracken, Christian; Jeffres, Leo & Neuendorf, Kimberly (2004). *Criticism or praise? The impact of verbal versus text-only computer feedback on social presence intrinsic motivation, and recall.* CyberPsychology and Behavior,7, p.349-357.

Bradner, Erin & Mark, Gloria (2001). Social presence with video and application sharing. In: *Conference on Supporting Group Work: Proceedings of the 2001 International ACM SIGGROUP Conference on Supporting Group Work.* URL: http://citeseerx.ist.psu.edu/viewdoc/summary?doi=10.1.1.418.1489 abgerufen am 23.03.2018.

Braun-Goertz, Annette (2012): Weltenwandler – Veränderungen im Zeitalter digitaler Medien
- unternehmerische Kommunikation mit High Speed Faktor, In: Lembke, Gerald; Soyez, Nadine (Hrsg.): *Digitale Medien im Unternehmen. Perspektiven des betrieblichen Einsatzes von neuen Medien*, Heidelberg, Springer Gabler, S.3-24.

Bundesinstitut für Berufsbildung (2013). *Datenreport zum Berufsbildungsbericht 2013. - Informationen und Analysen zur Entwicklung der beruflichen Bildung.* URL: http://datenreport.bibb.de/media2013/BIBB_Datenreport_2013.pdf abgerufen am 11.03.2018.

Bundesministerium für Arbeit und Soziales (2015). *Grünbuch. Arbeit weiter denken. Arbeiten 4.0.* URL: https://www.bmas.de/SharedDocs/Downloads/DE/PDF-Publikationen-DinA4/gruenbuch-arbeiten-vier-null.pdf?__blob=publicationFile abgerufen am 21.03.2018.

Bundesministerium für Bildung und Forschung (BMBF) (2010): *Kompetenzen in einer digital geprägten Kultur.* URL: https://www.bmbf.de/pub/kompetenzen_in_digitaler_kultur.pdf abgerufen am 02.03.2018.

Bundesministerium für Bildung und Forschung (BMBF). (2016). *Digitale Medien in der beruflichen Bildung.* URL: https://www.bmbf.de/pub/Digitale_Medien_in_der_beruflichen_Bildung.pdf abgerufen am 15.03.2018.

Bundesministerium für Bildung und Forschung (BMBF) (2017). *Industrie 4.0. Innovationen für die Produktion von morgen.* URL: https://www.bmbf.de/pub/Industrie_4.0.pdf abgerufen am 23.10.2017.

Busch, Albert & Spronz-Fogasy, Thomas (2015). *Handbuch Sprache in der Medizin.* Berlin: de Gruyter.

Deci, Edward L. & Ryan, Richard (2000). *Self-Determination Theory and the Facilitation of Intrinsic Motivation, Social Development, and Well-Being.* URL: https://selfdeterminationtheory.org/SDT/documents/2000_RyanDeci_SDT.pdf abgerufen am 31.03.2017.

Dehnbostel, Peter (2005): *Konstitution reflexiven Handelns im arbeitsbezogenen Lernen.* URL: http://www.die-bonn.de/doks/dehnbostel0501.pdf abgerufen am 28.02.2018.

Dennis, Alan & Valachich, Joseph (1999): Rethinking Media Richness: toward a Theory of Media Synchronicity, In: *Proceedings of HICSS*, 32, p.1-10.

Dennis, Alan & Valachich, Joseph (2008). *Media, tasks, and communication processes: A theory of media synchronicity.* MIS Quarterly: Management Information Systems, 32(3), p.575-600.

Deutscher Bildungsrat (1974): *Zur Neuordnung der Sekundarstufe II. Konzept für eine Verbindung von allgemeinem und beruflichem Lernen.* Bonn: Bundesdruckerei.

de Witt, Claudia & Grune, Christian (2012). Pädagogische und didaktische Grundlagen. In: Haake, Jörg; Schwabe, Gerhard; Wessner, Martin (Hrsg.): *CSCL-Kompendium 2.0*, 2. Auflage, München, Oldenbourg, S.43-56.

de Witt, Claudia (2013): Vom E-Learning zum Mobile Learning – wie Smartphones und Tablet PCs Lernen und Arbeit verbinden, In: de Witt, Claudia; Sieber, Almut (Hrsg.): *Mobile Learning. Potenziale, Einsatzszenarien und Perspektiven des Lernens mit mobilen Endgeräten*, Wiesbaden, Springer, S.13-26.

Dittler, Ulrich (2017). *E-Learning 4.0.* Berlin: de Gruyter.

Doh, Michael; Schmidt, Laura; Herbolsheimer, Florian; Jokisch, Mario; Schoch, Judith; Dutt, Anne; Rupprecht, Fiona & Wahl, Hans-Werner (2015). *Neue Technologien im Alter Ergebnisbericht zum Forschungsprojekt „FUTA" Förderliche und hinderliche Faktoren im Umgang mit neuen Informations- und Kommunikations-Technologien im Alter.* URL: http://www.psychologie.uni-heidelberg.de/mediendaten/ae/apa/futa-ergebnisbericht_2015.pdf abgerufen am 10.03.2018.

Döring, Nicola (2010): Sozialkontakte online: Identitäten, Beziehungen, Gemeinschaften, In:
Schweiger, Wolfgang; Beck, Klaus (Hrsg.): *Handbuch Online- Kommunikation*, Wiesbaden, Verlag für Sozialwissenschaften, S.159-183.

Döring, N. & Bortz, J. (2016). *Forschungsmethoden und Evaluation für Human- und Sozialwissenschaftler.* Heidelberg: Springer.

Dreyfus, H. & Dreyfus, S. (1987). *Künstliche Intelligenz. Von den Grenzen der Denkmaschine und dem Wert der Intuition.* Berlin: Rowohlt.

Ebert, Helmut (2018). Medienkompetenz. In: Becker, Joachim; Ebert, Helmut & Pastoors, Sven (Hrsg.). *Praxishandbuch berufliche Schlüsselkompetenzen*, Berlin, Springer, S.125-132.

Ehlers, Ulf-Daniel (2018). Open Learning. Veränderung von Lernkultur und Quali-
tätskonzepten. In: Simon, Anke (Hrsg.). *Akademisch ausgebildetes Pflegefachpersonal. Entwicklung und Chancen.* Berlin, Springer, S.59-77.

Eickelmann, Birgit & Gerick, Julia (2018). Lehren und Lernen mit digitalen Medien –
Zielsetzungen, Rahmenbedingungen und Implikationen für die Schulentwick-
lung. In: *Schulmanagement Handbuch 164. Lehren und Lernen mit digitalen
Medien,* München, Oldenbourg, S.54-81.

Erpenbeck, John; Rosenstiel Lutz v. (2007): *Handbuch Kompetenzmessung. Erkennen,
verstehen und bewerten von Kompetenzen in der betrieblichen, pädagogischen
und psychologischen Praxis,* 2. Auflage, Stuttgart: Schäffer-Poeschel.

Erpenbeck, John; Sauter, Werner (2007): *Kompetenzentwicklung im Netz. New Blended Learning mit Web 2.0.* Köln: Luchterhand.

Erpenbeck, J.& Sauter, W. (2012). *Kompetenzentwicklung mit New Blended Learning
und Web 2.0.* URL: http://www.blended-
solutions.de/sites/default/files/2012_Erpenbeck_Sauter.pdf abgerufen am
15.10.2017.

Erpenbeck, J. & Sauter, W. (2013). *So werden wir lernen! Kompetenzentwicklung in
einer Welt fühlender Computer, kluger Wolken und sinnsuchender Netze.* Heidelberg: Springer.

Faulstich, P. (2013). *Menschliches Lernen. Eine kritisch-pragmatische Lerntheorie.*
Bielefeld: transcript.

Falakmasir MH, Habibi J (2010). Using educational data mining methods to study the
impact of virtual classroom in e-learning. In: *3rd international conference on
educational data mining,* Pittsburgh, pp 241–248.

Fiebig, Madlen & Hunstein, Dirk (2018). *Digitale Dokumentation: Denkt künftig der
Coputer für mich?* Pflegezeitschrift 4/2018.

Fischer, Helge (2013). *E-Learning im Lehralltag.* Wiesbaden: Springer VS.

Fischer, Peter; Asal, Kathrin & Krueger, Joachim (2013). *Sozialpsychologie für Bachelor.* Berlin: Springer.

Fischer, Peter; Frey, Diter & Niedernhuber, Julia (2013). *Führung und Werte- Huma-
nistische Führung in Theorie und Praxis.* URL: http://gfeo.de/wp-
content/uploads/2016/05/Fischer_Humanistische-Fu%CC%88hrung_ESMT-
Kopie-2.pdf abgerufen am 10.03.2018.

Furberg, Anniken (2016). *Teacher support in computer-supported lab work: bridging the gap between lab experiments and students'conceptual understanding. Intern. J. Comput.-Support. Collab. Learn* 11, p.89–113.

Garrison, D. Randy, Anderson, Terry & Archer, Walter (2001). *Critical Inquiry in Text-Based Environment: Computer Conferencing in Higher Education.* URL: https://coi.athabascau.ca/ abgerufen am 02.03.2018.

Gerhards, S.& Trauner, B. (2010). *Wissensmanagement.* 4. Auflage. München: Hanser.

Giles, J. (2005). *Encyclopedias go head to head. Nature,* 438, p.900–901.

Gläser, Jochen & Laudel, Grit (2009). *Experteninterviews und qualitative Inhaltsanalyse.* Wiesbaden: VS Verlag.

Goertz, Lutz (2013): *Indikatorengestützte Zeitreihe über die Nutzung digitaler Medien in der*
berufliche Aus- und Weiterbildung. Bericht für das Bundesinstitut für Berufsbildung.* URL: http://datenreport.bibb.de/media2013/expertise_goertz.pdf abgerufen am 15.03.2018.

Gronau, Norbert (2009): *Wissen prozessorientiert managen. Methode und Werkzeuge für die Nutzung des Wettbewerbsfaktors Wissen in Unternehmen,* München: Oldenbourg.

Haake, Jörg; Schwabe, Gerhard & Wessner, Martin (2012). Grundlagen. In: Haake,Jörg; Schwabe, Gerhard; Wessner, Martin (Hrsg.): *CSCL- Kompendium 2.0,* 2. Auflage, München, Oldenbourg, S.1-5.

Hattie, John (2009). *Visible Learning. A synthesis of over 800 meta-analyses relating to achievement.* London: Routledge.

Hattie, John (2017). *Lernen sichtbar machen für Lehrpersonen.* Baltmannsweiler: Schneider Verlag Hohengehren.

Höbarth, U. (2016). *Konstruktivistisches Lernen mit Moodle. Praktische Einsatzmöglichkeiten in Bildungsinstitutionen.* Glückstadt: vwh.

Holmer, Torsten; Jödick, Friederike (2012): Kooperation in kleineren Lerngruppen, In: Haake, Jörg; Schwabe, Gerhard; Wessner, Martin (Hrsg.): *CSCL- Kompendium 2.0.,* 2. Auflage, München, Oldenbourg, S.112-120.

Hoogerheide, Vincent; Deijkers, Linda.; Loyens, Sofie; Heijltjes, Margot, & van Gog, Tamara (2016). *Gaining from explaining: Learning improves from explaining to fictitious others on video, not from writing to them. Contemporary educational psychology*, 44, p.95–106.

Huang, Wenhao & Yoo, Sunjoo (2010). How Do Web 2.0 Technologies Motivate Learners? A Regression Analysis based on The Motivation, Volition and Performance Theory. In: J. Sanchez & K. Zhang (Eds.), *Proceedings of World Conference on E-Learning in Corporate, Government, Healthcare, and Higher Education 2010*, Chesapeake, VA: AACE, pp. 1811-1819.

Janneck, Monique (2012). Lern- und kommunikationspsychologische Grundlagen, In: Haake, Jörg; Schwabe, Gerhard; Wessner, Martin (Hrsg.): *CSCL- Kompendium 2.0*, 2. Auflage, München, Oldenbourg, S.31-42.

Jonas, Klaus; Stroebe, Wolfgang & Hewstone, Miles (Hrsg.) (2014). Sozialpsychologie. 6. Auflage. Heidelberg: Springer.

Kamin, Anna-Maria (2013). *Beruflich Pflegende als Akteure in digital unterstützten Lernwelten. Empirische Rekonstruktion von berufsbiografischen Lernmustern.* Wiesbaden: Springer VS.

Karrasch, H.; Kühn, T.; Lemke, J.; Olsen, Ch.; Ramm, G.& Riecke-Baulecke, Th. (2015). *Digitale Schule. Schulmanagement Handbuch 156.* München: Oldenbourg.

Katzlinger, Elisabeth (2009). Online- Tutoring. In Issing, Ludwig & Klimsa, Paul (Hrsg.), *Online- Lernen*, München, Oldenbourg, S.243-254.

Keller, J. (1987). *Development and Use of the ARCS Model of Instructional Design.* URL: http://ocw.metu.edu.tr/pluginfile.php/8620/mod_resource/content/1/Keller%20 Development%20%20Use%20of%20ARCS.pdf abgerufen am 10.10.2017.

Keller, J. (2010). *Motivational Design for Learning and Performance: The ARCS Model Approach.* Heidelberg: Springer.

Kerres, Michael (2001). *Multimediale und telemediale Lernumgebungen. Konzeption und Entwicklung.* München: Oldenbourg.

Kerres, Michael & Nattland, Axel (2012). Didaktische Konzeption von CSCL- Arrangements. In: Haake, Jörg; Schwabe, Gerhard; Wessner, Martin (Hrsg.): *CSCL-Kompendium 2.0*, 2. Auflage, München, Oldenbourg, S.254-260.

Kerres, Michael (2013). *Mediendidaktik. Konzeption und Entwicklung mediengestütz-ter Lernangebote.* 4. Auflage, München: Oldenbourg.

Kielholz, Annette (2008). *Online-Kommunikation. Die Psychologie der neuen Medien für die Berufspraxis.* Heidelberg. Springer.

Kirchhoff, S., Kuhnt, S., Lipp, P. & Schlawin, S. (2008). *Der Fragebogen. Datenba-sis, Konstruktion und Auswertung.* Wiesbaden: VS Verlag für Sozialwissen-schaften.

Köller, Olaf; Möller, Johanna & Möller, Jens (2013). *Was wirkt wirklich? Schulma-nagement Handbuch Band 145.* München: Oldenbourg.

Köller, Olaf & Möller, Jens (2015). *Diagnostizieren und Evaluieren.* Kiel: CAU Schulmanagement & Qualitätsentwicklung.

Kozan, K. (2016). *A comparative structural equation modeling investigation of the re-lationships among teaching, cognitive and social presence. Online Learning,* 20(3), 210 – 227.URL: https://coi.athabascau.ca/publications/coi-papers/ abge-rufen am 23.03.2018.

Kuckartz, Udo (2010). *Einführung in die computergestützte Analyse qualitativer Da-ten.* Wiesbaden: VS Verlag.

Kuckartz, Udo (2016). *Qualitative Inhaltsanalyse. Methoden, Praxis, Computerunter-stützung.* Weinheim und Basel: Beltz Juventa.

Kultusministerkonferenz (2011): *Handreichung für die Erarbeitung von Rahmenlehr-plänen der Kultusministerkonferenz für den berufsbezogenen Unterricht in der Berufsschule und ihre Abstimmung mit Ausbildungsordnungen des Bundes für anerkannte Ausbildungsberufe.* URL: http://www.kmk.org/fileadmin/veroeffentlichungen_beschluesse/2011/2011_09 _23_GEPHandreichung.pdf abgerufen am 10.02.2018.

Kultusministerkonferenz (KMK) (2016). *Bildung in der digitalen Welt. Strategie der Kultusministerkonferenz.* URL: https://www.kmk.org/fileadmin/Dateien/pdf/PresseUndAktuelles/2016/Bildung _digitale_Welt_Webversion.pdf abgerufen am 15.03.2018.

Ladel, Silke; Knopf, Julia & Weinberger, Armin (2018). *Digitalisierung und Bildung,* Wiesbaden, Springer VS.

Lorenz, R., Gerick, J., Schulz-Zander, R. & Eickelmann, B. (2014). Computer- und informationsbezogene Kompetenzen von Mädchen und Jungen im internationalen Vergleich. In: W. Bos, B. Eickelmann, J. Gerick, F. Goldhammer, H. Schaumburg & K. Schwippert et al. (Hrsg.). *ICILS 2013. Computer- und informationsbezogene Kompetenzen von Schülerinnen und Schülern in der 8. Jahrgangsstufe im internationalen Vergleich*, Münster, Waxmann, S.231–264.

Luca, Renate & Aufenanger, Stefan (2007). *Geschlechtersensible Medienkompetenzförderung. Mediennutzung und Medienkompetenz von Mädchen und Jungen sowie medienpädagogische Handlungsmöglichkeiten.* URL: https://www.lfm-nrw.de/fileadmin/lfm-nrw/Forschung/LfM-Band-58.pdf abgerufen am 12.03.2018.

Manstead, Antony & Livingstone, Andrew (2014). Forschngsmethoden in der Sozialpsychologie. In: Jonas, Klaus; Stroebe, Wolfgang & Hewstone, Miles (Hrsg.), *Sozialpsychologie*, 6. Auflage, Heidelberg, Springer, S.29-64.

Marx, Johannes (2007): *Motivationale Aspekte beim E-Learning.* Saarbrücken: VDM.

Matzke, Ursula (2018). Personalgewinnung und –bindung im Wandel. In: Simon, Anke (Hrsg.). *Akademisch ausgebildetes Pflegefachpersonal. Entwicklung und Chancen.* Berlin, Springer, S.115-136.

Mayer R (2005) Principles of multimedia learning based on social cues: personalization, voice, and image principles. In: Mayer R. (Hrsg.) *The Cambridge handbook of multimedia learning*, Cambridge Univ Press, New York, pp 201–212.

Mayer, Horst (2013). *Interview und schriftliche Befragung.* München: Oldenbourg.

McLuhan, Marshall; Powers, Bruce R. (1995): *The Global Village. Der Weg der Mediengesellschaft in das 21. Jahrhundert.* Paderborn: Junfermann.

Medienpädagogischer Forschungsverbund Südwest (MPFS) (2017): *JIM- Studie. Jugend, Information, (Multi-) Media. Basisuntersuchung zum Medienumgang 12- bis 19-Jähriger.* URL: https://www.mpfs.de/fileadmin/files/Studien/JIM/2017/JIM_2017.pdf abgerufen am 23.02.2018.

Mende, Stephan; Proske, Antje; Körndle, Hermann & Narciss, Susanne (2017). *Who benefits from a low versus high guidance CSCL script and why?* Instr Sci (2017) 45. p.439-468 Springer Science+Business Media Dordrecht. DOI 10.1007/s11251-017-9411-7.

Menold, N. & Bogner, K. (2015). *Gestaltung von Ratingskalen in Fragebögen. SDM Survey   Guidelines.*   URL: http://www.gesis.org/fileadmin/upload/SDMwiki/Archiv/Ratingskalen_Menold Bogner_012015_1.0.pdf abgerufen am 26.03.2018.

MMB-Institut für Medien- und Kompetenzforschung (2016). *EIN LEBEN LANG DI-GITAL LERNEN.* URL: http://creativecommons.org/licenses/by-sa/4.0/ abgerufen am 01.03.2018.

Möller, Jens & Fleckenstein, Johanna (2016). Motivation. In: Möller, Jens; Köller, Michaela & Riecke- Baulecke, Thomas (Hrsg.). *Basiswissen Lehrerbildung. Schule und Unterricht. Lehren und Lernen.* Seelze: Klett, Kallmeyer.

Moser, Heinz (2008): *Abenteuer Internet. Lernen mit Webquests.* 2. Auflage. Zürich: Pestalozzianum.

Moskaliuk, Johannes & Kimmerle, Joachim (2008). *Wikis in der Hochschule – Fakto-ren für den erfolgreichen Einsatz.*   URL: https://www.e-teaching.org/didaktik/kommunikation/wikis/08-11-19_Moskaliuk-Kimmmerle_Wikis.pdf abgerufen am 23.03.2018.

Niegemann, H., Hessel, S., Hochscheid-Mauel, D., Aslanski, K., Deimann, M. & Kreuzberger, G. (2008). *Kompendium Multimediales Lernen.* Heidelberg: Springer.

Nielsen, J. (1992). *Finding usability problems through heuristic evaluation,* ACM CHI′92, Monterey: CA., p.373-380.

Nielsen, J. & Loranger, H. (2006). *Web Usability.* München: Addison & Wesley

O′Reilly, Tim (2005). *What is web 2.0.* URL: http://oreilly.com/web2/archive/what-isweb-20.html abgerufen am 14.12.2017.

Paechter, Manuela; Schweizer, Karin & Weidenmann, Bernd (2001). When the tutor is socially present or not. Evaluation of teletutor and learning in a virtual seminar. In: Reips, U. & Bosniak, M. (Hrsg.). *Dimensions of Internet Science,* Lenge-rich, Pabst, p.305-321.

Pastoors, Sven (2018). Lernkompetenz. In: Becker, Joachim; Ebert, Helmut & Pas-toors, Sven (Hrsg.). *Praxishandbuch berufliche Schlüsselkompetenzen,* Berlin, Springer, S.103-111.

Petschenka, A., Ojstersek, N. & Kerres, M. (2004). Lernaufgaben gestalten. Lerner aktivieren mit didaktisch sinnvollen Lernaufgaben. In: Hohenstein, A. & Wilbers, K. (Hrsg.), *Handbuch E- Learning.*, Kapitel 4.19, Köln, Deutscher Wirtschaftsdienst.

Raab- Steiner, E., & Benesch, M. (2008). *Der Fragebogen- Von der Forschungsidee zur SPSS Auswertung.* Wien: Facultas Verlags- und Buchhandels AG.

Rakoczi, Gerhardt. (2012). *Effektive Kursgestaltung – Erkenntnisse der Eye Tracking Forschung nutzen.* URL: http://publik.tuwien.ac.at/files/PubDat_207338.pdf abgerufen am 01.03.2018.

Ramm, Gesa & Baulecke, Ingrid (2013). *Qualität sichern und entwickeln. Studienbrief Modul Qualität sichern und entwickeln.* Kiel: Christian- Albrecht- Universität.

Rautenstrauch, Ch. (2001). *Tele- Tutoren. Qualifizierungsmerkmale einer neu entstehenden Profession.* Bielefeld: Bertelsmann.

Reinmann, Gabi; Mandl, Heinz (2006). Unterrichten und Lernumgebungen gestalten, In: Krapp, Andreas; Weidenmann, Bernd (Hrsg.): *Pädagogische Psychologie. Ein Lehrbuch*, Weinheim, Belz, S.613-658.

Reinmann, Gabi (2009): *Selbstorganisation auf dem Prüfstand: Das Web 2.0 und seine Grenzen(losigkeit).* URL: http://gabi-reinmann.de/wpcontent/uploads/2009/01 abgerufen am 30.12.2017.

Riecke-Baulecke, Thomas (2012). Grundlagen. In: Helmke, Andreas; Helmke, Tuyet; Leutner, Detlef; Pham, Giang; Riecke- Baulecke, Thomas und Spoden, Christian (Hrsg.). *Interne Evaluation. Grundlagen und Verfahren. Schulmanagement Handbuch Band 144.* München: Oldenbourg.

Riecke- Baulecke, Thomas (2013). *Schule leiten. Rahmenbedingungen, empirische Befunde, Anregungen für die Praxis. Studienbrief Modul Organisationen managen.* Kiel: Christian- Albrecht- Universität.

Roth, Heinrich (1971): *Pädagogische Anthropologie. Band II. Entwicklung und Erziehung,* Hannover: Schroedel.

Sarodnick, F. & Brau, H. (2011). *Methoden der Usability Evaluation. Wissenschaftliche Grundlagen und praktische Anwendung.* Bern: Huber

Sauter, Werner (2015). E-Learning in der Enterprise 2.0. Kompetenzentwicklung von Führungskräften im Prozess der Arbeit und im Netz. In: *HMD Praxis der Wirtschaftsinformatik*, Berlin, Springer, S.7-20.

Sauter, Werner & Scholz, Christiana (2015). *Von der Personalentwicklung zur Lernbegleitung. Veränderungsprozess zur selbstorganisierten Kompetenzentwicklung.* Wiesbaden: Springer Gabler.

Schenk, Birgit (2012). Moderation. In: Haake, Jörg; Schwabe, Gerhard; Wessner, Martin (Hrsg.): *CSCL- Kompendium 2.0*, 2. Auflage, München, Oldenbourg, S.206-217.

Schleicher, Andreas (2018). International Trends and Perspectives. In: *Schulmanagement Handbuch 164. Lehren und Lernen mit digitalen Medien,* München, Oldenbourg, S.26-32.

Schmucker, Marianne; Bach, Thomas; Gläss, Sebastian; Fahrner, Harald & Heinemann, Felix (2018). *Im Dienste des Patienten: die digitale Klinik.* Pflegezeitschrift 4/2018.

Schnell, R., Hill, P.B. & Esser, E. (2008). *Methoden der empirischen Sozialforschung.* München: Oldenbourg Wissenschaftsverlag GmbH.; 8. Auflage

Schümmer, Till; Haake, Jörg (2012): Kommunikation und Awareness, In: Haake, Jörg; Schwabe, Gerhard; Wessner, Martin (Hrsg.): *CSCL- Kompendium 2.0*, 2. Auflage, München, Oldenbourg, S.84-96.

Schulmeister, Rolf (2012): *Vom Mythos der Digital Natives und der Net Generation.* URL: http://www.bibb.de/veroeffentlichungen/de/publication/download/id/6871. Abgerufen am 28.02.2018.

Schulz-Hardt, Stefan & Brodbeck, Felix (2014). Gruppenleistung und Führung. In: Jonas, Klaus; Stroebe, Wolfgang & Hewstone, Miles (Hrsg.). *Sozialpsychologie.* 6. Auflage, Heidelberg, Springer, S.469-505.

Schwabe, Gerd (2012). Medienwahl. In: Haake, Jörg; Schwabe, Gerhard; Wessner, Martin (Hrsg.): *CSCL- Kompendium 2.0*, 2. Auflage, München, Oldenbourg, S.225-233.

Senge, Peter M. (2011): *Die fünfte Disziplin: Kunst und Praxis der lernenden Organisation.* Stuttgart: Schaeffer-Poeschel.

Seufert, Sabine (2012). Reflexives Lernen mit Web 2.0. In: Haake, Jörg; Schwabe, Gerhard; Wessner, Martin (Hrsg.): *CSCL- Kompendium 2.0*, 2. Auflage, München, Oldenbourg, S.434-444.

Showers, Eric; Tindall, Nathan & Davies, Todd (2015). *Equality of Participation Online Versus Face to Face: Condensed Analysis of the Community Forum Deliberative Methods Demonstration.* SSRN Electronic Journal. URL: https://www.researchgate.net/publication/314407785_Equality_of_Participation _Online_Versus_Face_to_Face_An_Analysis_of_the_Community_Forum_Deli berative_Methods_Demonstration abgerufen am 19.03.2018.

Siemens, G. (2004). *A Learning Theory for the Digital Age.* URL: http://www.elearnspace.org/Articles/connectivism.htm. abgerufen am 28.12.2017.

Simon, B. (2001). *Wissensmedien im Bildungssektor. Eine Akzeptanzuntersuchung an Hochschulen.* Dissertation, Fachgebiet Betriebswirtschaft der Wirtschaftsuniversität Wien, Unter: http://epub.wu.ac.at/1869/1/document.pdf abgerufen am 25.03.2018.

Simon, Anke (2018). *Akademisch ausgebildetes Pflegefachpersonal. Entwicklung und Chancen.* Berlin: Springer.

Sperl, Alexander & Frenger, Ralf (2014). *E-Learning Grundlagen. Szenarien und Instrumente für die Lehre.* URL: http://geb.unigies- sen.de/geb/volltexte/2014/10813/pdf/SperlFrenger_elearninggrundlagen_2014. pdf abgerufen am 15.03.2018.

Stern, Elsbeth; Schalk, Lennart & Schumacher, Ralp (2016). Lernen. In: Möller, Jens; Köller, Michaela & Riecke- Baulecke, Thomas (Hrsg.). *Basiswissen Lehrerbildung. Schule und Unterricht. Lehren und Lernen.* Seelze: Klett, Kallmeyer.

Streber, Doris (2015). *Grundwissen Lehrerbildung. Umgang mit Heterogenität.* Berlin: Cornelsen.

Su, You; Li, Yanyan; Li; Hu, Hennig & Rosé, Carolyn (2017). *Exploring college English language learners' self and social regulation of learning during wiki-supported collaborative reading activities.* Intern. J. Comput.-Support. Collab. Learn. URL: https://doi.org/10.1007/s11412-018-9269-y abgerufen am 19.03.2018.

Ullrich, Carsten & Schiek, Daniela (2014). *Gruppendiskussionen in Internetforen.* Kölner Zeitschrift für Soziologie und Sozialpsychologie, 66, Wiesbaden, Springer Fachmedien, S.459–474.

Wecker, Christof & Fischer, Frank. (2014). *Where is the evidence? A meta-analysis on the role of argumentation for the acquisition of domain-specific knowledge in computer-supported collaborative learning.* Computer & Education, 75, p.218–228.

Weinberger, Armin & Fischer, Fran (2012). Computerunterstützte Kooperations-skripts. In: Haake, Jörg; Schwabe, Gerhard; Wessner, Martin (Hrsg.): *CSCL-Kompendium 2.0*, 2. Auflage, München, Oldenbourg, S.234-239.

Weinberger, Armin (2018). Orchestrierungsmodelle und –szenarien technologie-unterstützten Lernens. In: Ladel, Silke; Knopf, Julia & Weinberger, Armin (Hrsg.). *Digitalisierung und Bildung,* Wiesbaden, Springer VS, S.117-140.

Weinreich, Cornelia (2015). Fachinterne und Fachexterne Textsorten in der Medizin. In: Busch, Albert & Spronz-Fogasy, Thomas (Hrsg.). *Handbuch Sprache in der Medizin,* Berlin, de Gruyter, S.389-402.

Welk, Svenja (2015). *Die Bedeutung von Führung für die Bindung von Mitarbeitern.* Wiesbaden: Springer.

Wessner, Martin (2012). Werkzeuge für Scripted Collaboration. In: Haake, Jörg; Schwabe, Gerhard; Wessner, Martin (Hrsg.): *CSCL- Kompendium 2.0*, 2. Auf-lage, München, Oldenbourg, S.159-162.

Winterhoff- Spurk, Peter (1997). Medienkompetenz: Schlüsselqualifikation der Infor-mationsgesellschaft? *Medienpsychologie*, 3, S.182-190.

Anhang

I. Zusätzliche Ausführungen zur Kompetenzentwicklung und zu den lerntheoretischen Erkenntnissen für das Lernen mit digitalen Medien

Heutzutage stehen mannigfaltige Formen für das Lernen mit digitalen Medien zur Verfügung und diese haben unterschiedliche Potentiale für das Lernen. Es stellt sich nun die Frage wie die Realität bei der Nutzung dieser digitalen Lernmöglichkeiten aussieht. Wenn es um mobile Technologien geht, dann ist zwar theoretisch die Möglichkeit gegeben sich von überall aus ins Internet einzuloggen, praktisch scheitert es z.b. aufgrund der noch immer in Deutschland bestehenden Breitbandkluft zwischen Stadt und Land. Obwohl Glasfaser-Netze laut Experten für eine Optimierung der Datenübertragung notwendig sind, rangiert die Bundesrepublik Deutschland in der EU-weiten Betrachtung nur auf Platz 27, während beispielsweise Länder wie Rumänien oder Bulgarien den vierten oder sechsten Platz einnehmen.[4]

Wenn es um die mediale Ausstattung heutiger Jugendlicher angeht, so ist laut der JIM-Studie (Medienpädagogischer Forschungsverbund Südwest (MPFS), 2017, S.6) in Deutschland eine knapp hundertprozentige Versorgung gegeben. Schulmeister (2012) machte jedoch auch auf den Mythos der Digital Natives aufmerksam. Zwar haben Jugendliche einen unbedarften Umgang mit neuen Medien, diese werden allerdings vorrangig für Unterhaltungsaktivitäten, oder den Austausch über Soziale Netzwerke genutzt, doch kaum für das Lernen. Es gibt hier aktuell leichte positive Veränderungen. Zumindest elf Prozent der Online-Nutzungszeit werden für die Suche nach Informationen über Suchmaschinen oder Youtube-Videos verwendet. Gesucht wird nach Bildungsthemen, aktuellen Nachrichten, oder über das Thema Ausbildung und Beruf. Die kommunikative Nutzung ist erneut ganz vorne, doch steht hier der persönliche Unterhaltungsaspekt beim Austausch im Vordergrund. Zugenommen hat auch die Nutzung digitaler Medien im schulischen Kontext (MPFS, 2017, S.43f. u. S.64).

Nach den ernüchternden Ergebnissen der ICILS-2013-Studie, in der aufgezeigt wurde, dass die computer- und informationsbezogenen Kompetenzen der deutschen Achtklässlerinnen und Achtklässler im internationalen Vergleich nur mittelmäßig ausfallen,

---

[4] http://www.glasfaser-internet.info/ausbau/glasfaser-ausbau.html

© Springer Fachmedien Wiesbaden GmbH, ein Teil von Springer Nature 2019
E. Ortmann-Welp, *Digitale kooperative Medien in Weiterbildungskursen des Pflegeberufs*, Best of Pflege, https://doi.org/10.1007/978-3-658-25702-6

und auch sowohl die IT- Ausstattung an Sekundarstufenschulen in Deutschland als auch die regelmäßige unterrichtliche Nutzung digitaler Medien durch Lehrpersonen das Schlusslicht des internationalen Vergleichs darstellten, wurde 2016 die Strategie der Kultusministerkonferenz (KMK) „Bildung in der digitalen Welt" formuliert (Bos et al., 2014; KMK 2016; Eickelmann & Gerick, 2018, S.54f.). Auch an Hochschulen und Universitäten sind E-Learning-Aktivitäten eher Einzelinitiativen und kaum Teil einer landesweiten Strategie (Dittler, 2017, S.104).

Die Auswirkung der Digitalisierung auf die Gesellschaft und die Bedeutung der Medienkompetenz als Schlüsselkompetenz werden zunehmend als Handlungsauftrag für das Bildungssystem erkannt.

Es gilt in unserer Gesellschaft und in der heutigen Berufswelt bei den Kindern und Mitarbeitern Kompetenzen und die Fähigkeit zum Lebenslangen Lernen aufzubauen, denn diese sind Voraussetzungen für die Beschäftigungsfähigkeit und für die gesellschaftliche Teilhabe. Bildung und Lernen endet heute nicht mehr traditionell mit einer abgeschlossenen Berufsausbildung oder dem Studienabschluss, sondern vollzieht sich über das ganze Leben und soll zum Aufbau von Kompetenzen führen. Sich ständig verändernde Lebens- und Arbeitsbedingungen, der rasante Fortschritt in Wissenschaft und Technik, die exponentielle Vermehrung des Wissens und die damit verbundene immer kürzer werdende Halbwertzeit des Wissens führten zu einem regelrechten „Boom des Worts Kompetenz" (Erpenbeck & Sauter 2007, S.64; Bundesinstitut für Berufsbildung (BIB), 2013, S.392).

In der Berufsbildung überwiegt das Kompetenzverständnis, das von Heinrich Roth im Jahre 1971 geprägt wurde. Mündigkeit bedeutet nach Roth (1971, S. 446ff.) „Handlungsfähigkeit" oder „Kompetenz". Diese kann in eine Trias von Sach-, Selbst- und Sozialkompetenz zergliedert werden. Der Deutsche Bildungsrat (1974, S. 16) griff diese Definition auf und grenzte hierbei auch den Begriff der Qualifikation ab.

Qualifikation bezeichnet einen Lernerfolg im Hinblick seiner Verwertbarkeit, also aus der Sicht der Nachfrage. Fertigkeiten sind durch Übung automatisierte Komponenten von Tätigkeiten.

Dehnbostel (2005, S.210) definiert Kompetenzen als *„Fähigkeiten, Kenntnisse, Methoden, Wissen, Einstellungen und Werte [...], deren Erwerb, Entwicklung und Verwendung sich auf die gesamte Lebenszeit eines Menschen beziehen."*
Fertigkeiten, Wissen, Erfahrungen und Qualifikationen sind also lediglich als Grundbestandteile von Kompetenzen zu sehen. Sie können die notwendigen Voraussetzungen für einen Kompetenzaufbau bilden (Erpenbeck & Sauter 2013, S. 32).

So ist gerade die Verfügbarkeit und die Aktualisierung von Wissen eine wichtige Voraussetzung einer Kompetenzentwicklung, da, wie erwähnt, die Halbwertzeit des Wissens immer geringer wird, da immer neues Wissen aufgrund des Fortschritts konstruiert wird. Gerade beim IT- Fachwissen wird es erschreckend deutlich, hier ist nach 1,5 Jahren die Hälfte nicht mehr aktuell. Betriebliches Fachwissen allgemein hat eine Halbwertzeit von 4 Jahren. So wird der Kompetenzbegriff mit seinen mannigfaltigen Komponenten verständlicher. Man merkt, dass ein Berufsneuling noch nicht fundierte Kompetenzen besitzt, da ihm die Erfahrungen aus der Praxis fehlen. Umgekehrt ist aber auch ein kompetentes Handeln nicht mehr möglich, wenn trotz vieler Jahre praktischer Erfahrungen das Wissen nicht mehr aktualisiert wurde.

Ebenso wird deutlich, dass die heutige Arbeitswelt verschiedene Kompetenzdimensionen fordert: die berufliche Fachkompetenz, die Methodenkompetenz, z.B. mit unvorhergesehenen Problemen umzugehen, oder Prioritäten setzen zu können und auch die Sozialkompetenz. Ein Umgang mit anderen Menschen, mit Kunden und Kollegen ist heutzutage nahezu in allen Berufen gegeben. Erpenbeck und Rosenstiel (2007, XIX) verstehen Kompetenzen auch als *„Selbstorganisationsdispositionen".* Hierunter werden die Fähigkeiten von Handelnden verstanden, Problemsituationen selbstorganisiert zu lösen.

So sollte jeder Mitarbeiter auch die Notwendigkeit und die Herausforderung des Lebenslangen Lernens und seine eigene Mitverantwortung hierbei erkennen und diese selbstorganisiert lösen, indem das Lernen als eine Bereicherung und als eine Selbstverständlichkeit im Lebenskontext gesehen und praktiziert wird. Hierfür ist allerdings zum einen zunächst die Erkenntnis notwendig, dass Lernen nicht nur in der Schule, oder in formellen Bildungskontexten stattfindet, sondern auch informell im Arbeits-

und Freizeitkontext. Und die Erkenntnis, dass dafür die digitalen Medien vielfältige Potentiale bieten.

Zum anderen ist für diese Erkenntnisse jedoch eine Grundstocklegung möglichst in der Schule mittels der Vermittlung von einer Selbstlern- und der Medienkompetenz erforderlich. So definiert die Kultusministerkonferenz (2011, S.16) die Lernkompetenz als die *„Bereitschaft und Fähigkeit, Informationen über Sachverhalte und Zusammenhänge selbstständig und gemeinsam mit anderen zu verstehen, auszuwerten und in gedankliche Strukturen einzuordnen. Zur Lernkompetenz gehört insbesondere auch die Fähigkeit und Bereitschaft, im Beruf und über den Berufsbereich hinaus Lerntechniken und Lernstrategien zu entwickeln und diese für lebenslanges Lernen zu nutzen."*

Da heutzutage Informationen über die digitale Medien vermittelt werden, ist die Medienkompetenz als ein Kernbereich der Lernkompetenz zu sehen (Pastoors, 2018, S.105).

Die Medienkompetenz besteht ebenso aus mehreren Dimensionen. Baacke (1996, S. 119) differenziert hierbei nach vier Aspekten: Medienkritik, Medienkunde, Mediennutzung und Mediengestaltung.

Da die Digitalisierung auch außerhalb der Schule alle Lebensbereiche und nahezu alle Altersstufen umfasst, sollte das Lernen mit und über digitale Medien auch bereits in der Grundschule erfolgen (KMK, 2016, S.6; Ebert, 2018, S.126). Die Expertenkommission des Bundesministeriums für Bildung und Forschung (BMBF) (2010, S.7ff.) orientierte sich an dem Medienkompetenzbegriff und definierte hierzu Themen- und Aufgabenfelder der Medienbildung. In Bezug auf Information und Wissen soll die Kompetenz aufgebaut werden, die Informationsquellen zu bewerten und zielgerichtet nutzen zu können. Kommunikation und Kooperation mit digitalen Medien sollte unter dem Beachten von Persönlichkeitsrechten und dem Urheberrecht und ein Austausch im Hinblick eines Miteinander- und Voneinander- Lernens stattfinden. Es soll dazu befähigt werden Medien für die Persönlichkeitsentwicklung, für selbstorganisierte Lernprozesse und für die politische und gesellschaftliche Teilhabe zu nutzen. Zudem sollten ebenso Kompetenzen aufgebaut werden, um virtuelle Lern- und Arbeitsumgebungen proaktiv nutzen zu können.

Wie verdeutlicht worden ist kann nicht mehr darüber diskutiert werden, ob digitale Medien in Bildungskontexte Einzug halten sollten. Sehr prägnant ist hierzu die Aussage von Professor Andreas Schleicher, Direktor für Bildung und Kompetenzen der OECD: *„Technology must play a central role if we want to provide teachers with learning environments that support 21st-century methods of teaching and, most importantly, if we want to provide children with the 21st-century skills they need to succeed"* (2018, p.28).

Um nicht nur im Unterricht über digitale Medien zu sprechen, sondern diese auch so einzusetzen, dass diese zugleich auch nützlich für den Lernprozess sind, sollte geklärt werden, wie und für welche Lernsituationen digitale Medien sinnvoll anzuwenden sind. Es folgen daher lerntheoretische Überlegungen und der aktuelle Forschungsstand zur Lernwirksamkeit des digitalen Lernens.

Lernen wird bei einer Verhaltensänderung oder einer Wissenskonstruktion sichtbar. Unter Lernen versteht man *„die relativ stabile Veränderung des Verhaltens eines Lebewesens in Abhängigkeit von seiner Erfahrung"* und *„Lernen heißt auch die bestehende Wissensbasis so zu verändern, dass auf dieser Basis eine bessere Anpassung an die Erfordernisse der Umgebung ermöglicht wird"* (Stern, Schalk & Schumacher, 2016, S.106 u. S.111).

Lernen ist zudem nicht an formelle Bildungssituationen gebunden, sondern findet auch informell statt. Es wird auch dann ausgelöst, wenn es z.B. neue Herausforderungen im Prozess der Arbeit zu lösen gibt, für die ein Mitarbeiter Wissen, Qualifikation und Kompetenzen aufbauen muss (Sauter, 2015, S.12).

Es kommt auf die Erfordernisse der Umgebung an. Wenn es darum geht, Vokabeln, oder beispielsweise anatomische Begriffe auswendig zu lernen, so kann auch die *behavioristisch* orientierte programmierte Unterweisung für eine gewisse Zeit sinnvoll sein. Lernen wird hierbei als Reiz-Reaktions-Schema gedeutet, es wird durch Hinweisreize gesteuert und das erwünschte Verhalten wird verstärkt. Das Lernergebnis steht im Vordergrund, jedoch nicht der aktive Lernprozess. Im Behaviorismus herrscht zwischen Lehrenden und Lernenden eine relativ einseitige Sender- Empfänger- Beziehung. Der Lernende ist passiv, während der Lehrende eine hohe Aktivität hat.

Beim E-Learning können die digitalen „Drill and Practice" Lernprogramme, die nach Eingabe der Antworten nur die Rückmeldung über Richtig und Falsch geben, hierzu eingeordnet werden. Lediglich die Vermittlung von Faktenwissen ist hier möglich. Die Gefahr besteht, dass das Programm einfach nach Versuch und Irrtum durchgeklickt wird, da dem Lernenden der kognitive Anreiz fehlt und bei ihm keine größeren Spannungsbögen des Lernens aufgebaut werden (Kerres, 2013, S.137; Arnold et al., 2018, S.124).

Im *Kognitivismus* spielen die selbständigen Denk- und Verstehensprozesse des Individuums in Auseinandersetzung mit der Umwelt eine zentrale Rolle. Lernen wird als Informationsverarbeitung gesehen. Umso besser die Informationsdarbietung gelingt, desto besser ist dann die Aufnahme durch die Lernenden. Diese sollen mitdenken und neues Wissen durch Einsicht und eigene logische Prozesse erschließen. Der Lehrende lenkt den Lernprozess und nimmt die Rolle eines Tutors ein. Die zentralen Informationsverarbeitungsprozesse finden im Arbeitsgedächtnis statt, das allerdings durch eine beschränkte Kapazität charakterisiert ist. Von der Repräsentation des Wissens im Langzeitgedächtnis hängt es zwar davon ab, wie effizient die Arbeitsgedächtnisfunktionen für das Lernen und Problemlösen (kognitive Prozesse) genutzt werden, allerdings findet keine Wissenskonstruktion ohne das Arbeitsgedächtnis statt. Es ist wichtig, dass das Arbeitsgedächtnis genügend verfügbare Kapazität aufweist und kognitiv nicht überlastet wird, um ein effektives Lernen zu ermöglichen. Diese Grenzen des Arbeitsgedächtnisses stehen auch im Mittelpunkt der Cognitive Load-Theorie und basierend auf dieser sind mehrere Prinzipien formuliert worden, die bei der Konstruktion von multimedialen Lernangeboten berücksichtigt werden sollten. Diese Prinzipien finden auch allerdings Anwendung bei der Gestaltung von Unterrichtsskripts oder – präsentationen. Das Multimedia-Prinzip besagt, dass man mit Text und Bildern besser lernt als mit Text allein. Allerdings bringen nur sinnvolle Bild-Text-Kombinationen Lernvorteile. Die Bilder müssen einen erklärenden Inhalt haben und dürfen nicht nur „schmückendes Beiwerk" sein. Und das Bild und der hierzu gehörende Text sollen nahe beieinander platziert werden, sonst kommt es zum „Split-Attention-Effekt". Das Modalitäts-prinzip weist darauf hin, dass gesprochener Text bzw. Erläuterung zu einer

Grafik eine bessere Aufnahme ermöglicht als ein geschriebener Text. Dass eine gesprochene Erklärung zu einer Animation nicht gleichzeitig als geschriebener Text dargeboten werden sollte, besagt das Redundanzprinzip. Gegen Überfrachtung einer multimedialen Einheit mit zwar interessanter, aber nicht wirklich nötiger Information (z. B. zusätzliche Bilder oder Texte, Hintergrundmusik) wird im Kohärenzprinzip empfohlen, sich auf diejenigen Informationen zu beschränken, die für den intendierten Lernprozess unerlässlich sind und alle anderen hingegen wegzulassen. Nach dem Motto „Weniger ist mehr" wird so ein Cognitive Overload vermieden. Das Personalisierungsprinzip empfiehlt zudem, dass ein umgangssprachlicher Stil und pädagogische Agenten das Lernen unterstützen (Stern et al, 2016, S.108f.; Arnold et al., 2018, S.125; Niegemann et al, 2008, S.268; Mayer, 2005, S.203f.).

So hat bestimmt jeder Lernende es schon einmal erlebt, dass Power-Point-Folien mit zu viel Text völlig überfrachtet waren und ein aufmerksames Folgen des Vortags nach kurzer Zeit nicht mehr möglich war. Digitale Medien bieten jedoch heutzutage viele Möglichkeiten Lerninhalte anschaulicher zu vermitteln, vorausgesetzt diese werden didaktisch sinnvoll ausgesucht, oder selbst erstellt, und eingesetzt. Videos, 3D- Visualisierungen und dynamische Bewegungsabläufe, die auch individuell gesteuert werden können, optimieren das Verständnis, die Wissensaufnahme und die Lernleistungen (Arnold et al., 2018, S.193).

In Hatties Meta-Analysen ist das Concept-Mapping mit der Effektstärke von d=0.57 als ein förderlicher Faktor für das Lernen festgestellt worden (Köller, Möller & Möller, 2013, S.22; Hattie, 2017, S.251). So könnte man z.B. auch ein Open Source Mindmap-Programm für die Erstellung der graphischen Repräsentationen verwenden und würde gleichzeitig die Medienkompetenz fördern.

Auch bei digitalen Lernprogrammen oder -umgebungen gilt es diese ansprechend und strukturiert zu gestalten und somit eine Überfrachtung zu vermeiden. Auf die Usability muss geachtet werden, auf die Bedienbarkeit bzw. Gebrauchstauglichkeit der Funktionen, damit der Lernende nicht durch das mediale System kognitiv überlastet wird. In den interaktiven und multimedialen Lernprogrammen gibt es daher Hyperlinks, Grafiken und Bilder, Sitemaps zur Übersicht, um die Wissensaufnahme zu erleichtern und den Aufbau von Wissensstrukturen zu fördern. In manchen Lernangeboten steht ein virtueller Tutor zur Verfügung, der durch das Programm führt und begleitet, oder es gibt erklärende Videos. Der Computer bzw. Intelligente Tutorielle Systeme (ITS) sollen alle Lehrschritte übernehmen. Beim kognitivistischen Ansatz wird jedoch kritisiert, dass die menschliche Wahrnehmung auf rein kognitive Prozesse reduziert und die sozialen, emotionalen und motivationalen Prozesse nicht berücksichtigt werden (Niegemann et al., 2008, S. 45ff; Kerres, 2013, S.141; Sarodnick & Brau, 2011, S.20).

In der gemäßigt *konstruktivistischen* Lerntheorie wird das Lernen als ein aktivkonstruktiver Prozess gesehen, d.h. die Lernenden werden als selbstverantwortliche, aktive Personen im Hinblick auf ihren Wissenserwerbsprozess begriffen. Sie organisieren und steuern den Lernprozess selbst, konstruieren ihr Wissen auf Basis von Vorerfahrungen ständig neu und ordnen es in die Probleme ihrer Lebenswelt ein. Der Lehrende wirkt als ein Coach, oder Lernbegleiter, der den Lernenden sowie seinen Lernprozess durch Instruktionen unterstützt und versucht optimale Lernbedingungen zu schaffen. In der konstruktivistischen Lerntheorie werden auch die Emotionen des Lernenden berücksichtigt. Lernen, das mit Druck oder Zwang vermittelt wird, führt zu inneren Blockaden. Wichtig sind positive Emotionen, die Motivation zum Lernen und die Selbstbestimmung fördern. Emotionen haben einen privilegierten Zugang zum Arbeitsgedächtnis und können dessen Funktionen stören. Aktuelle Gehirnforschungen belegen, dass starke emotionale Reaktionen das logische Denken des Großhirns sozusagen „lahmlegen". Verantwortlich ist das limbische System mit der Amygdala, die auch die Stressreaktionen des Hypothalamus mit der Adrenalinlausschüttung aktivieren. Typisch ist u.a. der schnelle Herzschlag, der z.B. durch ein ruhiges Ein- und Ausatmen wieder reguliert werden kann (Beck, Anastasiadou & Meyer zu Reckendorf, 2016, S.195f.; Stern et al., 2016, S.110; Arnold et al, 2018, S.126).

So sind auch die Blackouts vor Prüfungen zu erklären, wenn einmal eine schlechte Erfahrung bei Prüfungen gemacht worden ist. In Bezug auf E-Learning ist gerade bei älteren Personen, Mitglieder der Wirtschafts-Wunder Generation, der „Baby-Boomer" oder auch der Generation X, ein gehemmterer Umgang mit digitalen Medien als bei der Genration Y oder Z zu beobachten, da diese nicht mit den digitalen Medien groß geworden sind. Gefühle wie Angst etwas falsch zu machen, oder die Unsicherheit nicht klarzukommen, hemmen den Lernprozess. Hier ist es ganz wichtig, dass Unterstützung bei Bedarf jederzeit zur Verfügung steht, ansonsten kommen Frust und Demotivation auf, die eine Lernblockade bzw. eine negative Einstellung zu digitalen Medien noch verstärken (Doh et al., 2016, S.11; Wessner, 2012, S.159).

Für das erfolgreiche Lernen spielt die *Motivation* eine wesentliche Rolle. Sie bestimmt Dauer und Intensität der Beschäftigung mit einem Lerngegenstand und den Lernerfolg. Nach Deci und Ryan führt die intrinsische Motivation (von innen heraus, ohne äußere Anreize) zu hohen Lernleistungen und kann mit der Befriedigung dreier Grundbedürfnisse erreicht bzw. gesteigert werden: Das Bedürfnis nach Autonomie, das Bedürfnis nach einem Kompetenzerleben und das Bedürfnis nach sozialer Eingebundenheit (Deci & Ryan, 2000, p.70; Möller & Fleckenstein, 2016, S.123). Stark fremdbestimmte und -gesteuerte (Weiter)-bildungsangebote können daher häufig als Lernschranken wirken und Lernprozesse hemmen (Faulstich 2013, S. 157). Insofern ergänzt sich diese mit der konstruktivistischen Lerntheorie.

Aus konstruktivistischer Sicht sind die folgenden Prinzipien für die Gestaltung von Lernsituationen wichtig: eine Authenzität zu gewährleisten, d.h. eine Handlungsorientierung, einen Praxistransfer und einen Bezug zur Lebenswelt der Lernenden zu schaffen; situiertes Lernen zu ermöglichen, d.h. komplexe, ganzheitliche Probleme in eine Lernaufgabe einzubetten, die auch einen motivierenden Effekt besitzen und auf diese Weise die Relevanz für das Lernen aufzeigen. In den Anchored Instruction- Ansätzen wird ein narrativer Anker gesetzt, d.h. es werden den Lernenden ebenso authentische Problemsituationen präsentiert, die in Abenteuergeschichten eingebettet sind, die meist in Videos dargeboten werden. Außerdem soll das Lernen im sozialen Austausch stattfinden, da so auch wesentlich intensiver über das Problem artikuliert und reflektiert werden kann. Lernende konstruieren neues Wissen, steuern ihren Lernprozess selbst, verwenden Hilfsmittel und sind nicht mehr wie im Kognitivismus eher passive Rezeptoren. Cognitive Apprenticeship Ansätze betonen die Wichtigkeit des sozialen Austauschs und binden die Lernenden zusätzlich in Expertengruppen ein. Cognitive Flexibility fördert die kognitive Flexibilität, indem die Lernenden multiple Perspektiven einnehmen sollen. Hier bietet es sich auch an das Internet als größte digitale Informationsressource in das Lernen miteinzubeziehen. Gleichzeitig kann der Lernbegleiter hier Dimensionen der Medienkompetenz, wie z.B. Medienkritik, thematisieren und beim Aufbau einer Internetrecherchefähigkeit unterstützen. Kooperative Lernumgebungen, Computersimulationen oder Virtual- Reality Anwendungen sind für das Lernen im Sinne des Konstruktivismus kennzeichnend, denn durch die Multimediafähigkeit und die Kommunikationswerkzeuge können wirklichkeitsnahe und erfahrungsbezogene Lerninhalte in komplexen Lernumgebungen dargestellt, sich damit auseinandergesetzt und darüber ausgetauscht werden. Eine weitere konstruktivistische Lehrmethode ist das Lernen durch Lehren. Lernende werden zu Experten für bestimmte Inhalten und präsentieren diese. Die Wissenskonstruktion erfolgt handlungsorientiert in situierten, sozial ausgehandelten Problemlösesituationen. Der Lehrende fungiert als Coach bzw. Unterstützer bei Bedarf. Bei dieser Methode können ebenfalls sehr gut digitale Medien integriert werden, indem z.B. auch Videos oder Podcasts zu den zu vermittelnden Inhalten erstellt werden sollen (Arnold et al., 2018, S.127; Kerres, 2013, S.145f.; Hoogerheide et al., 2016).

Die in Kapitel 2.1 beschriebenen Lernprogramme mit den Potentialen des Analytics, die durch Adaption und Adaptierbarkeit ein passgenaues, selbstbestimmtes Lernen für jeden einzelnen Lerner ermöglichen, sind leider aus Kostengründen bei weitem nicht in allen Bildungskontexten anzutreffen. Aber die in Lernumgebungen integrierten Tests ermöglichen ebenso ein Lernen im konstruktivistischen Sinne, indem die Rückmeldung bzw. das Feedback auf die Fragen eine gewisse Qualität aufweist, die zur intensiven Beschäftigung mit der Thematik anregt, oder auf weitere Informationen zum Lernthema hinweist. Die Eingabe dieser Rückmeldungen ist technisch einfach, nur zeitintensiv. Der Vorteil z.B. solcher Mehrfachauswahl- oder Wahr/Falsch- Fragen in einem Lernprogramm im Vergleich zum Papierformat ist ebenso, dass die einzelnen Aufgaben sowie die Antwortmöglichkeiten in jeder einzelnen Aufgabe bei jedem Übungsdurchgang neu rotieren und so ein Memory-Effekt vermieden wird (Petschenka et al., 2004, S. 12f; Arnold et al., 2018, S.24).

Feedback ist auch in Hatties Meta-Analysen zur Lernwirksamkeit mit der Effektstärke von d= 0.73 als eine essenzielle Einflussgröße identifiziert worden, dass das Lernen in erheblichem Maße fördert (Hattie, 2017, S.131f.; Köller et al., 2013, S.22f.).

Nach *pragmatischen* Erwägungen sollten E- Learning- Angebote nicht an ein bestimmtes Lernparadigma geknüpft sein. Vielmehr müssen alle lerntheoretischen Ansätze als Werkzeuge gesehen werden, die situationsbezogen eingesetzt werden müssen. Zudem wird in dieser Lerntheorie der Impuls gegeben, dass Lernenden im Lernprozess eine Erfahrungsbildung ermöglicht werden soll. Lernen wird am besten durch den Inquiry-Prozess angeregt, eine Anregung von Neugier und einer Fragehaltung, die einen Bezug zur Lebenswelt der Lernenden aufweist. Bekannt geworden sind hier Webquests, die eine Inquiry-Methode darstellen. Hierbei wird für Gruppenarbeiten eine eigene Homepage erstellt, die als Startseite eine an die Lebenswelt der Lernenden passende anregende Fragestellung enthält und zur weiteren Bearbeitung der Gruppenaufgabe wird das Internet als Quelle pädagogisch nutzbarer Informationen gesehen und entsprechende Links werden zur Verfügung gestellt. Lernen als Erfahrung ist hierbei auch immer in soziale Kontexte eingebunden. Das Konzept der lernenden Gemeinschaft, der Communities of Inquiry, findet hier ebenfalls seinen Ursprung (Arnold et al., 2018, S.134; . de Witt & Grune, 2012, S.50; Moser, 2008, S.20).

In der *konnektivistischen* Lerntheorie werden von George Siemens aktuelle gesellschaftliche Problemfelder, wie z.B. das expansive Wissenswachstum und die Forderung nach Kompetenzentwicklung und das Lebenslange Lernen, aufgegriffen. Ein lernendes Individuum sollte heutzutage für einen Lernerfolg seine Verbindungen und Netzwerkknoten verknüpfen und diese als Lernquelle nutzen. Wichtiger dabei ist das Verständnis, wo Wissen, das man benötigt, zu finden ist, da die Halbwertzeit des Wissens immer kürzer wird. Als stark vernetztes Wesen kann er auf mehrere Informationsquellen, technischer und menschlicher Art, zugreifen. Die Auswahl und Bewertung der erhaltenen Informationen ist dabei ein wesentlicher Teil der Lernleistung (Bezug auf Medienkritik). In einer vernetzten Gemeinschaft integrieren Teilnehmer ihr persönliches Wissen in das Netzwerk und entwickeln gemeinsam über den Erfah-

rungsaustausch Problemlösungen und auf diese Weise auch ihre eigenen Kompetenzen
(Siemens, 2004; Dittler, 2017, S.63).

II. Screenshots weiterer Testaufgaben mit fundierten Rückmeldungen

Bitte klicken Sie alle richtigen Aussagen zu den Kerndimensionen und den Grundsätzen zu Palliativ Care an.

Wählen Sie eine oder mehrere Antworten:

☑ a. Zu den Kerndimensionen des Palliativ Care gehören die Psychosoziale Betreuung, die Trauerarbeit und die komplementäre Beziehung. ✗ Leider falsch. Psychosoziale Betreuung und Trauerarbeit ist zwar richtig, die Beziehung der Pflegekraft zum Patienten sollte jedoch vertrauensvoll sein. Hierzu zählt, dass die Beziehung symmetrisch sein sollte (nicht hierarchisch, sondern auf Augenhöhe).

☑ b. Grundsätze des Palliativ Care sind u.a. die Akzeptanz von Sterben und Tod als Teil des Lebens, sowie die Berücksichtigung der Interkulturalität und Interreligiösität. ✓ Diese Aussage ist korrekt!

☑ c. Eine wichtige Kerndimension von Palliativ Care ist die Interdisziplinarität. Ein multiprofessionelles Team unterstützt den Patienten und seine Angehörigen, z.B. neben den Pflegekräften und Ärzten auch u.a. Psychologen, Ergotherapeuten, Seelsorger, Dolmetscher und Ehrenamtliche ✓ Richtig ☺

☑ d. Als Grundsätze des Palliativ Care gelten die Integration von physischen, psychosozialen und spirituellen Aspekten und die Hinauszögerung und Beschleunigung des Todes. ✗ Diese Aussage ist falsch. Der erste Teil ist zwar richtig, aber die Aussage zum zweiten teil muss lauten: Der Tod wird weder beschleunigt noch hinausgezögert.

Sind alle Aussagen zur SAPV korrekt?

Seit 2007 ist die spezialisierte ambulante Palliativversorgung (SAPV) im SGB V verankert. Dieser Dienst wird von Palliative Care Teams übernommen. Damit soll dem Wunsch vieler Patienten entsprochen werden, bis zu ihrem Tod im vertrauten Umfeld bleiben zu können. Mit SAPV werden erkrankungsbedingte Krisensituationen aufgefangen, die sonst zu ungewünschten und belastenden Krankenhauseinweisungen führen würden. Es besteht eine Ruf- Notfall und Kriseninterventionsbereitschaft rund um die Uhr. Die SAPV wird von der Krankenkasse für maximal 20 Kalendertage verordnet und kann leider nicht verlängert werden.

Eine auswählen:

◉ Wahr ✗

○ Falsch

Leider falsch, denn es sind nicht alle Aussagen korrekt. Die SAPV wird vom Arzt verordnet und von der Krankenkasse genehmigt. Die Verordnung gilt in der Regel für **28** Kalendertage. Es sind max. sieben Folgeverordnungen möglich.

Die richtige Antwort ist 'Falsch'

Abbildung 6: Screenshots weiterer Testaufgaben mit fundierten Rückmeldungen Teil 1

Der erste Prozessschritt im Regelkreislauf des Casemanagement wird Intake bzw. Identifikation genannt. Im Intake wird angestrebt, relativ rasch und mit geringem Ressourceneinsatz zu einer Entscheidung zu kommen, ob CM in einem konkreten Fall das geeignete Verfahren ist. Hilfreich können hier bestimmte Intake Kriterien sein. Bitte kreuzen Sie an, welche Kriterien hierzu gehören können.

Wählen Sie eine oder mehrere Antworten:

☑ a. Patient mit "Drehtüreffekt"- - wiederholte Krankenhauseinweisungen ✓ Richtig. Patienten mit übersteigenden Versorgungskosten gehören zu den Intake- Kriterien.

☑ b. Patienten über 60 Jahre ✗ Das ist nicht korrekt. Die Deutsche Gesellschaft für Care und Casemanagement hat in ihren Rahmenempfehlungen das Alter über 65 Jahre als ein Kriterium festgelegt.

☑ c. Lebensbedrohliche Situationen. ✓ Korrekt. Das können bei Tumorpatienten beispielsweise starke Schmerzen durch eine aktuelle Behandlung sein, oder andere Erkrankungen, die eine lebensbedrohliche Situation bei einem Patienten auslöst.

☑ d. Chronische Krankheiten, z.B. Tumorerkrankung, Demenz,... ✓ Korrekt. Hier benötigt der Patient längerfristige Unterstützung. CM wäre angebracht.

☑ e. Familienstand (Allein lebend) ✓ Richtig. Es ist wichtig zu wissen, ob der Patient/ Klient im häuslichen Alltag personelle Unterstützung als Ressource hat.

☑ f. operierte Patienten ✗ Das ist falsch. Nicht jeder operierte Patient bedarf eines Casemanagements.

Welche Aussagen zu diesem Bild sind korrekt?

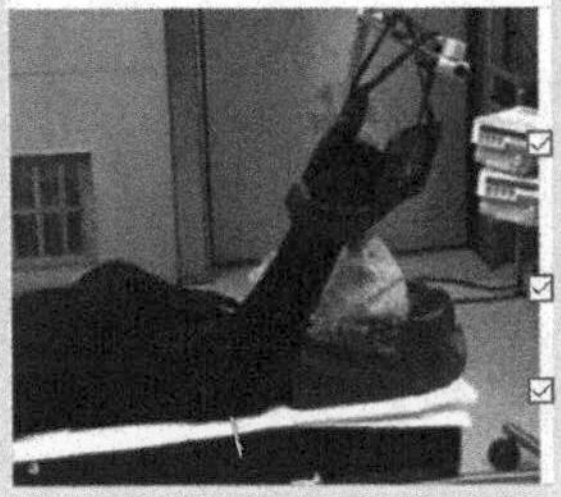

Wählen Sie eine oder mehrere Antworten:

☑ a. Der Arm ist zu abgehoben und steht daher auch unter Zug. ✓ Das ist korrekt. Es besteht eine zu hohe Elevation im Schultergelenk. Der Plexus brachialis und axillaris sind daher viel zu stark gedehnt.

☑ b. Bei dieser Lagerung besteht die Gefahr der Plexusschädigung. ✓ Das ist korrekt!

☑ c. Der Winkel zwischen Oberkörper und Oberarm ist über 90 °. ✓ Das ist korrekt. Zwischen Oberkörper, Oberarm und Unterarm sollte möglichst jeweils ein 80° Winkel sein.

☐ d. Der N. ulnaris ist hier druckgefährdet.

☐ e. Die Armlagerung ist auf diesem Bild korrekt durchgeführt.

Prüfen

Abbildung 7: Screenshots weiterer Testaufgaben mit fundierten Rückmeldungen Teil 2

Bitte ordnen Sie den Fallbeispielen die jeweilige Sterbehilfeform zu.

Die Tochter stellt ihrer sterbenskranker Mutter einen Giftcocktail ans Bett, damit diese den Becher aus freien Stücken trinken kann.

Ein Tumorpatient bittet den Arzt erlöst zu werden. Dieser entspricht dem Wunsch des Patienten und verabreicht dem Patienten eine "Giftinjektion".

Eine Patientin mit einer unheilbaren Erkrankung hat sehr starke Schmerzen. Sie befindet sich auf der Palliativstation und erhält starke Schmerzmedikamente, die ihr Leiden erträglich machen sollen, aber den Todeseintritt beschleunigen.

Eine 85 jährige Pat. wird künstlich über eine Magensonde ernährt und ist bei vollem Bewustsein. Sie möchte, dass ihr diese entfernt wird, da sie austherapiert und zum Sterben bereit ist und ihre Lebensqualität eingeschränkt erlebt. Die Schwester entfernt ihr nach entsprechender Teamabsprache die Magensonde.

Auswählen...
Beihilfe zum Suizid
Indirekte Sterbehilfe
beschleunigte Sterbehilfe
aktive Sterbehilfe
Passive Sterbehilfe
Auswählen...

Auswählen...

Prüfen

Ein Patient ist nicht mehr einwilligungsfähig und hat auch keine Patientenverfügung verfasst, aber Angehörige. Welche Aussagen stimmen zum nächsten Schritt des weiteren Vorgehens?

Wählen Sie eine oder mehrere Antworten:

☑   a. Die Angehörigen werden nach ihren eigenen Wünschen befragt. ✗ Das ist leider falsch. Es wird mit den Angehörigen zusammen erörtert, was das Beste für den Patienten ist.

☑   b. Angehörige des Patienten werden nach früheren mündlichen Äußerungen, ethischen oder religiösen Überzeugungen und sonstigen persönlichen Wertvorstellungen des Betroffenen befragt, um den mutmasslichen Willen des Patienten herauszufinden. ✓ Das ist korrekt!

☑   c. Es wird nach allgemeinem Patientenwohl entschieden (ethisches Prinzip der Fürsorge) ✗ Leider falsch. Zuerst wird versucht den mutmasslichen Willen des Patienten herauszufinden.

☑   d. Der mutmaßliche Wille des Patienten steht zunächst im Vordergrund. ✓ Das ist richtig. Hierbei handelt es sich nicht um einen gemutmaßten Willen, den Dritte einem Patienten unterstellen. Vielmehr ist es wichtig die Vorstellungen des Betroffenen aus der Zeit vor seiner Aufklärungs- und Entscheidungsunfähigkeit zu eruieren. Zu berücksichtigen sind insbesondere frühere mündliche Äußerungen, ethische oder religiöse Überzeugungen und sonstige persönliche Wertvorstellungen des Betroffenen

Abbildung 8: Screenshots weiterer Testaufgaben mit fundierten Rückmeldungen Teil 3

Zurück

III. Screenshots von weiteren Forumsdiskussionen

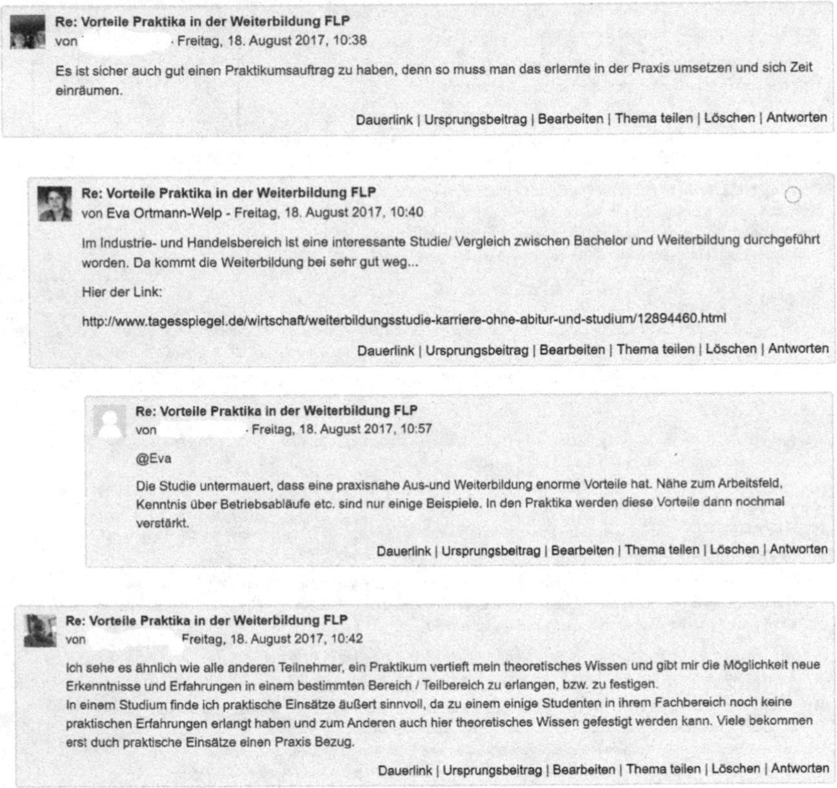

Re: Vorteile Praktika in der Weiterbildung FLP
von · Freitag, 18. August 2017, 10:38

Es ist sicher auch gut einen Praktikumsauftrag zu haben, denn so muss man das erlernte in der Praxis umsetzen und sich Zeit einräumen.

Dauerlink | Ursprungsbeitrag | Bearbeiten | Thema teilen | Löschen | Antworten

Re: Vorteile Praktika in der Weiterbildung FLP
von Eva Ortmann-Welp - Freitag, 18. August 2017, 10:40

Im Industrie- und Handelsbereich ist eine interessante Studie/ Vergleich zwischen Bachelor und Weiterbildung durchgeführt worden. Da kommt die Weiterbildung bei sehr gut weg...

Hier der Link:

http://www.tagesspiegel.de/wirtschaft/weiterbildungsstudie-karriere-ohne-abitur-und-studium/12894460.html

Dauerlink | Ursprungsbeitrag | Bearbeiten | Thema teilen | Löschen | Antworten

Re: Vorteile Praktika in der Weiterbildung FLP
von · Freitag, 18. August 2017, 10:57

@Eva

Die Studie untermauert, dass eine praxisnahe Aus-und Weiterbildung enorme Vorteile hat. Nähe zum Arbeitsfeld, Kenntnis über Betriebsabläufe etc. sind nur einige Beispiele. In den Praktika werden diese Vorteile dann nochmal verstärkt.

Dauerlink | Ursprungsbeitrag | Bearbeiten | Thema teilen | Löschen | Antworten

Re: Vorteile Praktika in der Weiterbildung FLP
von Freitag, 18. August 2017, 10:42

Ich sehe es ähnlich wie alle anderen Teilnehmer, ein Praktikum vertieft mein theoretisches Wissen und gibt mir die Möglichkeit neue Erkenntnisse und Erfahrungen in einem bestimmten Bereich / Teilbereich zu erlangen, bzw. zu festigen.
In einem Studium finde ich praktische Einsätze äußerst sinnvoll, da zu einem einige Studenten in ihrem Fachbereich noch keine praktischen Erfahrungen erlangt haben und zum Anderen auch hier theoretisches Wissen gefestigt werden kann. Viele bekommen erst duch praktische Einsätze einen Praxis Bezug.

Dauerlink | Ursprungsbeitrag | Bearbeiten | Thema teilen | Löschen | Antworten

Abbildung 9: Screenshot Forumsdiskussion vom ersten E-Learning Tag

In der obigen Abbildung kann man erkennen, dass einige Teilnehmer die Kommunikationsvereinbarungen schon gut übernommen haben (@ Eva). Die Teilnehmer gehen ebenso auf die Beiträge anderer ein.

Re: Sterbehilfe in anderen Ländern
von   - Mittwoch, 13. Dezember 2017, 12:51

Hier eine, wie ich finde, gute und kompakte Übersicht zur Thematik:

http://www.cdl-rlp.de/Unsere_Arbeit/Sterbehilfe/Sterbehilfe-in-Europa.html

(Bearbeitet von Eva Ortmann-Welp - Originaleintrag am Mittwoch, 13. Dezember 2017, 12:48)

Dauerlink | Ursprungsbeitrag | Bearbeiten | Thema teilen | Löschen | Antworten

---

Re: Sterbehilfe in anderen Ländern
von Eva Ortmann-Welp - Mittwoch, 13. Dezember 2017, 12:55

Das ist eine sehr gute Übersicht! 😊

(Ich habe den Navigationslink nur "verlinkt". Ist oben in der Werkzeugleiste mit dem siebten Symbol (sieht aus wie eine Heftklammer) möglich. Man kopiert dort den Link hinein...

Dauerlink | Ursprungsbeitrag | Bearbeiten | Thema teilen | Löschen | Antworten

Abbildung 10: Screenshot Forumsdiskussion vom zweiten E-Learning Tag

In Abbildung 8 kann man erkennen, dass die Teilnehmer schon selbst die Diskussion mit weiteren Infos bzw. Links bereichern. Die Lehrende gibt Feedback und eine kurze „technische" Information.

Re: Ethisch belastende Situationen
von   - Freitag, 22. Dezember 2017, 08:46

Wir haben es schon häufig gehabt, dass die Station voll belegt war und ein Pat. präfinal geworden ist. Da ist es schon ein Problem die Situation zu entspannen. Da ich diesen Patienten gerne alleine im Zimmer lassen möchte, damit die Angehörigen diesen auch in der Nacht begleiten können, habe ich dann häufig versucht die "gesunden" Patienten in ein anderes Zimmer zuzustellen. Dieses wurde jedoch oft nicht gerne von den Kollegen gesehen.

Dauerlink | Ursprungsbeitrag | Bearbeiten | Thema teilen | Löschen | Antworten

Re: Ethisch belastende Situationen
von   - Freitag, 22. Dezember 2017, 08:56

Bei uns im Alten- und Pflegeheim kommt es häufiger vor, dass Klienten versterben, diese haben jedoch meistens ihr Leben gelebt und sind für uns in einem Alter, wo die Klienten auch sterben dürfen und sich nicht mehr "quälen" müssen.

Da wir ein Alten- und PFLEGEHEIM sind, kommen zu uns auch öfter jüngere Patienten, teilweise 30-jährige MS-Patienten mit kleinen Kindern und einem völlig verzweifelten Ehemann. Wenn so junge Klienten dann eine Patientenverfügung haben und keine lebensverlängernden Maßnahmen mehr wünschen und sich dann irgendwann im Laufe der Zeit in der Sterbephase befinden ist die Betreuung der noch so jungen Klienten teilweise "leichter", als die Betreuung der Angehörigen (Eltern, Ehemann und Kinder). Diese Klientin hat sich letztes Jahr zur Weihnachtszeit in der Sterbephase befunden und hatte ein Zimmer, welches direkt zum Wohnbereich gelegen war, wo zur Weihnachtszeit viel durch den begleitenden Dienst mit den anderen Klienten gesungen und auch gelacht wird.

Ich empfand die Situation für den Ehemann und die Eltern sehr schwierig, da man das Gesinge und Gelache sehr gut in dem Zimmer der Klientin hören konnte.

Die Klientin ist letztes Jahr am 2. Weihnachtstag verstorben und wurde vom Beerdigungsinstitut gegen 18:30 Uhr abgeholt und musste über den gesamten Wohnbereich gefahren werden. Einige andere Klienten haben dieses sehen müssen. Gerade im Altenheim ist es für die Bewohner selber sicherlich ein unangenehmes und angsteinbreibendes Gefühl, eine solche Situation zu sehen.

Für solche Situationen würde ich mir z.B. ein Extrazimmer für Sterbende wünschen. Die Sterbenden hätten Ruhe, die Angehörigen bekommen nicht alles vom Wohnbereichsleben mit und auch die anderen Klienten müssen nicht so häufig mit Bildern der Leichnahmabholung konfrontiert werden.

Dauerlink | Ursprungsbeitrag | Bearbeiten | Thema teilen | Löschen | Antworten

Abbildung 11: Screenshot Forumsdiskussion zur Verdeutlichung der inhaltlichen Tiefe

Gültigkeit von Patientenverfügungen
vor   - Freitag, 26. Mai 2017, 09:20

Wie lange sind Patienetenverfügungen gültig? Muss man diese nach einem bestimmten Zeitraum wieder erneuern oder gelten diese Lebenslang?

Dauerlink | Bearbeiten | Löschen | Antworten

Re: Gültigkeit von Patientenverfügungen
von   - Freitag, 26. Mai 2017, 09:26

Also im Internet bei "Caritas" steht, dass sie so lange gültig ist, bis der Verfasser sie widerruft. Er muss zum Zeitpunkt des Widerrufes einwilligungsfähig sein.

Dauerlink | Ursprungsbeitrag | Bearbeiten | Thema teilen | Löschen | Antworten

Re: Gültigkeit von Patientenverfügungen
von Eva Ortmann-Welp - Freitag, 26. Mai 2017, 09:31

Ja im Gesetz steht in Bezug auf die Gültigkeit keine Vorgabe. Es wird aber empfohlen diese regelmäßig zu aktualisieren, oder einfach mit Datum nochmals zu unterschreiben, damit klargestellt wird, diese Wünsche gelten noch.

Ansonsten gibt es in der Praxis wieder zuviel Interpretationsmöglichkeiten... Vielleicht würde sie§er es heute anders sehen...etc.

Und ganz wichtig: *Einen* Betreuer benennen, mit dem man regelmäßig über dieses thema spricht, damit dieser dann die Wünsche des Betroffenen vertreten kann.

Dauerlink | Ursprungsbeitrag | Bearbeiten | Thema teilen | Löschen | Antworten

Re: Gültigkeit von Patientenverfügungen
von   - Freitag, 26. Mai 2017, 09:46

Mich würde die Rechtsprechung interessieren. Ich habe mal gehört das bei einer Missachtung einer PV es auch zu klagen vor Gericht gekommen ist. Was kann es für rechtliche folgen haben wenn Ärzte sich nich an PVs halten oder sie ignorieren?

Dauerlink | Ursprungsbeitrag | Bearbeiten | Thema teilen | Löschen | Antworten

Abbildung 12: Teil 1 Screenshot Forumsdiskussion vom zweiten E-Learning Tag zur Verdeutlichung eines längeren Diskussionsstranges

Re: Gültigkeit von Patientenverfügungen
von Eva Ortmann-Welp - Freitag, 26. Mai 2017, 09:54

Der Patientenwille ist für den Arzt als maßgeblich zu gelten, da es seit 2009 als Gesetz verbindlich geworden ist (§ 1901 a BGB).

Problem sind häufig die nicht aussagekräftigen Formulierungen. Wenn dan aber der Betreuer den Willen vertritt des Patienten, der Arzt aber dennoch anderer Meinung ist, entscheidet das Betreuungsgericht, was zu tun ist bei Unklarheit.

Florian hat aber Recht. Allmählich gibt es auch gut aufgeklärte Patienten, die eine gut formulierte PV besitzen und es dann auch dank des Einsatzes des Betreuers zum Gerichtsverfahren kommt.

Der Arzt wird dann ggf. bei Nichtbeachtung der PV wegen Körperverletzung angeklagt.

Das Bundesjustizministerium zu der Frage, wann Patientenverfügungen verbindlich sind:

"Wenn in einer Patientenverfügung Festlegungen für ärztliche Maßnahmen in bestimmten Situationen enthalten sind, sind diese verbindlich, wenn durch diese Festlegungen ihr Wille für eine konkrete Behandlungssituation eindeutig und sicher festgestellt werden kann. Die Ärztin oder der Arzt muss eine derart verbindliche Patientenverfügung beachten. Die Missachtung des Patientenwillens kann als Körperverletzung strafbar sein. Der XII. Zivilsenat des Bundesgerichtshofs hat in seiner Entscheidung vom 17.03.2003, XII ZB 2/03 betont, dass es die Würde des Menschen gebiete, ein im einwilligungsfähigen Zustand ausgeübtes Selbstbestimmungsrecht - etwa in Form einer Patientenverfügung - auch dann noch zu respektieren, wenn die Verfasserin oder der Verfasser der Patientenverfügung zu einer eigenverantwortlichen Entscheidung nicht mehr in der Lage ist. Das betont auch die Bundesärztekammer in ihren Grundsätzen zur ärztlichen Sterbebegleitung, in denen es heißt: "Patientenverfügungen sind verbindlich, sofern sie sich auf die konkrete Behandlungssituation beziehen und keine Umstände erkennbar sind, dass der Patient sie nicht mehr gelten lassen würde"."

Dauerlink | Ursprungsbeitrag | Bearbeiten | Thema teilen | Löschen | Antworten

 Re: Gültigkeit von Patientenverfügungen
von Eva Ortmann-Welp - Freitag, 26. Mai 2017, 10:05

Ein Hinweis zum Satzteil: und *keine Umstände erkennbar sind, dass der Patient sie nicht mehr gelten lassen würde"*

Ein Beispiel *wäre* für oben genannte Umstände: Der Patient hat zwar eine PV, sagt aber bei der Einlieferung bei vollem Bewusstsein und klarem Verstand: Die PV gilt nicht mehr, ich möchte, dass alle möglichen Maßnahmen durchgeführt werden...

Es gilt immer das Aktuellste..

Dauerlink | Ursprungsbeitrag | Bearbeiten | Thema teilen | Löschen | Antworten

Abbildung 13: Teil 2 Screenshot Forumsdiskussion vom zweiten E-Learning Tag zur Verdeutlichung eines längeren Diskussionsstranges

Zurück

IV. Screenshot der Moodle- Lernumgebung

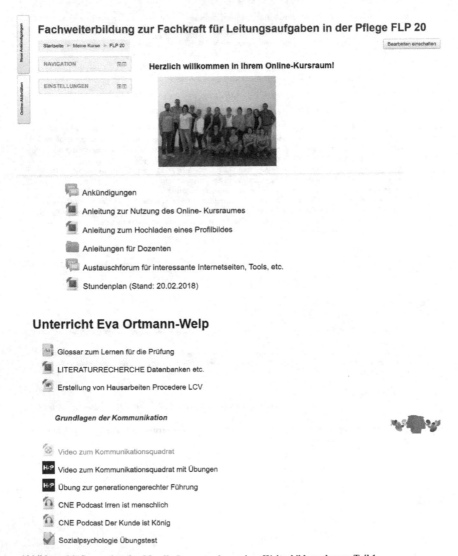

Abbildung 14: Screenshot der Moodle-Lernumgebung eines Weiterbildungskurses Teil 1

Aufbauorganisation Ablauforganisation

LearningApp zum Thema Aufbauorganisation

Unterrichtsmaterialien Aufbau- und Ablauforganisation

Pflegekammer Niedersachsen

Wahlordnung

Informationen zur Pflegekammer

Forum für Fragen zur Pflegekammer

Unterricht Nicolas Vogt

10 Herausforderungen bei der Implementierung von Qualitätsveränderungen

Projektmanagement - Eine Einführung

Forum für Ihre Fragen

Pflegeberufereformgesetz

Unterricht Andre Fleddermann

Pflegewissenschaft Fotodokumentation

Pflegewissenschaft PPT

Master Hausarbeit

Pflegedokumentation Arbeitsaufträge

Pflegedokumentation Unterricht 15+16.1.18

Arbeitsrecht

Anleitung

Abbildung 15: Screenshot der Moodle-Lernumgebung eines Weiterbildungskurses Teil 2

Lebenslanges Lernen - Kompetenzentwicklung mit Hilfe des Internets

Handwerkszeug für die effektive Internetrecherche

Handwerkszeug für die effektive Computernutzung

News von Bibliomed für Pflege und Management

Aktuelles vom DBfK

Hier gibt es die kostenlosen Newsletter von Bibliomed

pqsg Das Altenpflegemagazin im Internet

News von DocCheck

Newsletter von Springer

MOOC Zeitmanagement

MOOCs zu Wirtschaft und Wiss. Schreiben...

MOOC Sectio chirurgica mit Live- Operation

PRO Pflegemanagement

Recom Thieme - Infos zu PKMS ENP NANDA etc.

E-Learning Tag 1 Praktikum und Facharbeiten

Arbeitsauftrag für den 1. E-Learning Tag

Forum bei Fragen oder Problemen

Diskussionsforum zum 1. E-Learning Tag

Umgang mit Word Microsoft Office

Umgang mit Word Open Office

Vorlage Arbeit

Video zum Kommunikationsquadrat mit Übungen

Facharbeiten - Potpourri

Google- Doc Dokument für Gruppe 1

Google- Doc Dokument für Gruppe 2

Google Doc Dokument für Gruppe 3

Google- Doc Dokument für Gruppe 4

Abbildung 16: Screenshot der Moodle-Lernumgebung eines Weiterbildungskurses Teil 3

E-Learning Tag 2 Palliativ Care, Patientenverfügung Vorsorgevollmacht und ethische Prnzipien

Arbeitsauftrag mit Links zu den Gruppenarbeiten

Übungstest zum Palliativ Care

Forum zum Thema Patientenverfügung und Vorsorgevollmacht etc.

Überblick über die rechtlichen Möglichkeiten für die Sicherstellung der Selbstbestimmung am Lebensende oder Situationen ohne eine mögliche Willensäußerung

Die vier ethischen Prinzipien, der Autonomiebegriff und die verschiedenen Sterbehilfeformen

Patientenverfügung als Ausdruck der Selbstbestimnnung

Lernaktivität zur Patientenverfügung und Vorsorgevollmacht

Übungstest zur Patientenverfügung und Sterbehilfe

Deutsches Referenzzentrum für Ethik

Link zum Film Quarks und Co Sterbehilfe - Ein Ende in Würde

Link zum Film Quarks und Co Todkrank - Wem hilft die Sterbehilfe?

S3 Leitlinie Palliativmedizin

Schmerzmanagement in der Palliativpflege

Individuelle Sterbebegleitung und körperliche Symptome beim Sterben

Abbildung 17: Screenshot der Moodle-Lernumgebung eines Weiterbildungskurses Teil 4

Das Kursfoto dient zur Erhöhung der Sozialen Präsenz. Die Themenfelder sind nach den jeweiligen Dozenten geordnet. Bei einem E-Learning Tag (siehe weiter unten) wird das dazugehörige Themenfeld nach oben platziert, damit die Teilnehmer nicht immer nach unten Scrollen müssen. Weitere Bilder dienen zur ansprechenden Gestaltung und unterstützen die jeweilige Unterthematik. Obwohl es sich hierbei um einen geschlossenen Kursraum handelt, sollte auf das Urheberrecht geachtet werden. Gemeinfreie Fotos und Bilder sind u.a. auf Pixabay zu finden. Die Lernangebote werden während der Weiterbildung angereichert. Damit die Lernumgebung nicht überfüllt aussieht, werden nach Ankündigung auch ältere Angebote wieder gelöscht.

Nach den E-Learning Tagen können die Themenfelder nach unten platziert werden bzw. evtl. auch bei Bedarf nicht sichtbar geschaltet werden.

Zurück

V. Screenshots der kooperativ erstellten Artefakte mit Google Docs

Eva Ortmann-... ... Klären
04.05.2017

Hallo zusammen, super gut macht ihr das :) Auch schon ein wenig Farbe reingebracht... Ich finde das Beobachten der zeitgleichen Veränderungen schon echt fasziniert. Viel Spaß noch.. und LG

Anonym
04.05.2017

wie finden wir heraus welche Tiere wir sind?

Eva Ortmann-Welp
04.05.2017

ja, das könnt ihr auch über die Kommentarfunktion machen.. Ihr beobachtet welche Farbe ihr seid und seht dann welchen "Avatar" ihr habt und könnt dieses dann hier unter Kommentare reinschreiben. Also z.B. ich Nadja bin die Anonyme.... Wenn ihr eine gmail-Mailadresse hättet, dann wäre Euer Name zu sehen.
Weniger anzeigen

Eva Ortmann-Welp
04.05.2017

Oder ihr informiert Euch gegenseitig über WhatsApp oder so. Wenn das System nicht wieder ausfällt wie gestern... :) :D

Typologie von Instrumenten zur Erfassung von Pflegeleistungen

Klasse	Typenbezeichnung	Zentrale Merkmale	Beispiele
1a	Kennzahlen ohne Leistungsbezug	Es werden keine Aussagen zu Leistungen gemacht, sondern allgemeine Kennzahlen verwendet. Typisch: Relationszahlen	Relationszahlen - (z.B. Fallzahl/ Vollkräfte)
1b	Kennzahlen mit Intensitäts Bezug	Es werden Aussagen zu unterschiedlichen und gruppierten Intensitäten bei Patienten gemacht. Typisch: Schweregrade/ Fähigkeitsgruppen/ Intensitäten	Schweregrade, Fähigkeits Gruppen, Intensitäten PPR
2a	Kennzahlen mit Leistungsbezug	Es werden einzelnen Leistungen oder Kennzeichen Gruppen Normwerte des Zeitaufwandes zugeordnet oder es werden einzelne Leistungszeiten gemessen.	PPR LEP
2b	Kennzahlen mit begründetem Leistungsbezug	Es werden neben den Zeitwerten auch Pflege begründete Merkmale / Zustände erhoben.	RAI (Resident Assessment Instrument -> Altenpflege) PKMS PLAISIR-Verfahren
3a	Kennzahlen mit Fallbezug	Der Fallaufwand wird durch unterschiedliche Leistungsbündel/ Leistungskombinationen erklärt. Es steht nicht mehr im Vordergrund, welche Leistungen wie häufig durchgeführt wurden.	

Abbildung 18: Screenshot eines Google Doc- Dokumentes (Tabelle) einer Gruppe von drei Teilnehmern mit Kommentaren vom ersten E-Learning Tag

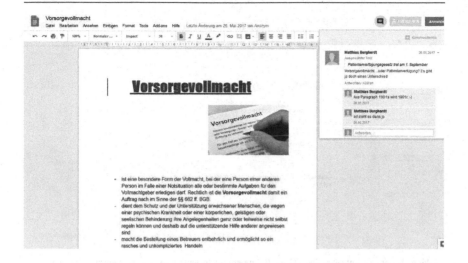

Vorsorgevollmacht

gesetzliche Verankerung	Zweck/ Nutzen	Anfertigung/ Form	Voraussetzung
- § 167 Abs. 2 BGB - § 126 BGB	- die Bestellung eines gerichtlichen Betreuers entfällt - der Bevollmächtigte wird gerichtlich nicht kontrolliert - der Vorsorgebevollmächtigte wird anstelle des Betroffenen über ärztliche Maßnahmen informiert - eine Vorsorgevollmacht umfasst sämtliche Betreuungsbereiche (Gesundheit, Aufenthalt, Finanzen usw.)	- muss schriftlich festgehalten werden - sollte möglichst immer mit einer Patientenverfügung gekoppelt sein - man kann die Bevollmächtigte Person selbst auswählen	- Voraussetzung ist, dass der Vollmachtgeber bei Einrichten einer Vorsorgevollmacht geschäftsfähig gewesen ist - der Bevollmächtigte muss volljährig sein -

Abbildung 19: Screenshots von Google Doc- Dokumenten (Word) einer Gruppe mit drei Teilnehmern vom zweiten E-Learning Tag

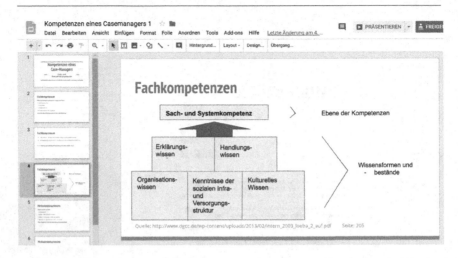

Abbildung 20: Screenshot eines Google Doc- Dokumentes (Präsentation) einer Gruppe von vier Teilnehmern vom zweiten E-Learning Tag

VI. Screenshots der kooperativ erstellten Artefakte mit Padlet

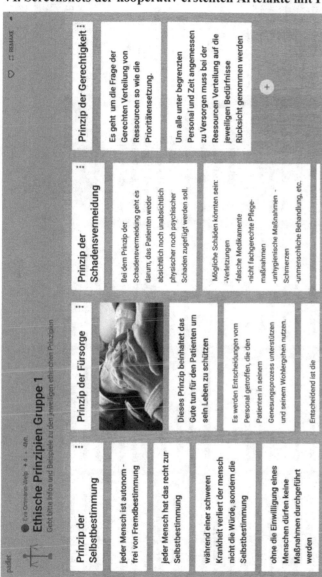

Abbildung 21: Screenshot eines gemeinsam erstellten Padlets einer Gruppe mit drei Teilnehmern

REGISTRIEREN   ANMELDEN   ♡   ⬈ TEILEN   ⊙

padlet   • Eva Ortmann-Welp +3 · 3Mt.

Sterbehilfeformen in den verschiedenen Ländern

Welche Sterbehilfeform ist im jeweiligen Land erlaubt? Welche sind verboten? Welche Bedingungen gibt es?

Niederlande

Aktive Sterbehilfe

Die Krankheit muss im Endstadium sein.

Der Patient muss mehrmals geäußert haben das er sterben möchte.

Erstes Land, dass aktive Sterbehilfe erlaubt. Seit April 2002

Liegt eine Patientenverfügung vor, in dem die aktive Sterbehilfe gewünscht ist und ist diese bei klarem Verstand verfasst worden, wird demWillen nachgekommen. Ein Ausschuss aus min. einem Ethiker, Arzt und Jurist muss

Deutschland

Passive Sterbehilfe

In Deutschland ist nur die passive Sterbehilfe erlaubt.lebensverlängender Maßnahmen werden nicht eingeleitet. Es wird der Sterbeprozess zugelassen.

Die Hilfe zum Suizid ist nicht strafbar, jedoch die unterlassene Hilfeleistung.

Die passive Sterbehilfe beinhaltet auch Geräte wie z.B. Beatmung oder Ernährung zu beenden und dadurch den verfrühten Tod herbeizuführen, wenn keine Aussicht auf

Belgien

Aktive Sterbehilfe

Der Patient muss volljährig oder ein für mündig erklärter Minderjähriger sein und zum Zeitpunkt der Bitte um Sterbehilfe handlungsfähig und bei Bewusstsein sein.

Die Bitte um Sterbehilfe muss freiwillig, überlegt und wiederholt formuliert worden und darf nicht durch Druck von außen zustande gekommen sein.

Der Patient muss sich in einer medizinisch aussichtslosen Lage befinden und sich auf eine anhaltende, unerträgliche körperliche oder psychische Qual berufen, die nicht gelindert werden kann und die Folge eines

Schweiz

Behilfe zum Suizid

Zwei Organisationen dürfen aktive Sterbehilfe ausführen:
1) EXIT (nur für Schweizer)
2) Dignitas

Die Dignitas- Organisationen stehen auch Ausländern offen

Behilfe zum Suizid nicht strafbar, wenn keine persönlichen Motive dazu geführt haben. Derjenige muss jedoch selbst den Tod herbeiführen.

Polen

Alle Formen der Sterbehilfe sind verboten.

Verbot passiver Sterbehilfe: sogar Beatmungsgeräte dürfen nicht abgeschaltet werden.

Verbot indirekter Sterbehilfe: es dürfen keine Medikamente gegeben werden, die Leiden mindern könnten, da diese die Lebenszeit verkürzen können

Übersicht über Sterbehilfe in anderen Ländern

TelefonSeelso

Abbildung 22: Screenshot eines gemeinsam erstellten Padlets einer Gruppe mit drei Teilnehmern

Bei dem Kooperativen Editor Padlet handelt es sich um ein kostenloses webbasiertes Tool zur Erstellung einer digitalen Pinnwand. Es gibt jedoch keine integrierten Kommunikationswerkzeuge (Kommentarfunktion, Chat) wie bei Google Docs.

Man sieht in den obigen Abbildungen, dass in jedem Pin auch die Möglichkeit besteht Bilder, Videos, oder Links zu integrieren.

<u>Zurück</u>

VII. Arbeitsaufträge als „Kooperationsskript" für die E-Learning Tage – Tag 1

Landes-Caritasverband
für Oldenburg e.V.

<u>Arbeitsauftrag für den E-Learning- Tag am 18. August 2017</u>

Lieber FLP Kurs 20,

an diesem Tag sollt Ihr einerseits individuell und selbstgesteuert lernen, andererseits ebenso als Gruppe bzw. Kurs gemeinsam Aufgaben erarbeiten.
An E-Learning Tagen steht neben den thematischen Inhalten, wie z.B. heute das Praktikum und Facharbeiten, auch insbesondere das Kennenlernen der Kursumgebung, Internetangebote und Bildungstools für die weitere Kompetenzentwicklung im Vordergrund. So lernt Ihr neben einigen für die Gesundheitsberufe und speziell für die Leitungsebene nützlichen Internetseiten auch kooperative Tools kennen, mit denen eine grenzenlose, zeit- und ortsunabhängige Zusammenarbeit möglich ist.
Damit es nicht zu viel wird, kommt natürlich nicht alles auf einmal. Im Laufe der Weiterbildung wird es noch weitere E-Learning Tage geben, an denen Bekanntes nochmal geübt wird und etwas Neues dazukommt.

Bitte haltet unbedingt die unten angegebenen Bearbeitungszeiten ein, denn nur so könnt Ihr die kooperativen Tools richtig kennenlernen.

Um schnell auf die in diesem Dokument enthaltenen Links zu gelangen, öffnet dieses Script (als pdf- Dokument auch im virtuellen Kursraum zu finden) und lasst es in minimiertem Anzeigezustand geöffnet, damit Ihr zwischen den Bildschirmen switchen könnt.

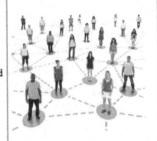

Viel Spaß und Erfolg!
Eva Ortmann-Welp

Nochmals folgender <u>Tipp</u> zur Erinnerung. Dieser wird Euch hilfreich sein:

    Wenn Ihr in pdf- Dateien oder auch auf Webseiten ein bestimmtes Stichwort sucht, so denkt an die mögliche **Suchfunktion**:
Evtl. schon als Suchfenster oben rechts vorhanden, oder auch aufrufbar mit gleichzeitigem Drücken von **„Strg"- Taste und „F"- Taste**. Hier kann dann das gesuchte Wort in das Suchfenster eingegeben werden und mit Drücken der Enter- Taste wird dann das gesuchte Wort im Text angezeigt. So gelangt man z.B. bei großen bzw. langen pdf- Dateien schneller und einfacher an das gesuchte Wort bzw. Thema und man muss nicht den gesamten Text lesen....
(Ausnahme: Diese Suchfunktion ist leider nicht möglich, wenn in der pdf- Datei der Text als Grafik (z.B. Scan oder Screenshot) eingefügt wird.)

Bei Fragen oder Problemen erreicht Ihr mich über die <u>Mitteilungsfunktion</u> **im Kursraum (rechts auf Block „Online Aktivitäten" auf den Briefumschlag neben den Namen klicken), oder auch per Mail:**

eortmannwelp@gmail.com

Und auch per Handy:
0171/21 45 851

Ebenso könnt Ihr bei Fragen oder Problemen das entsprechende <u>Forum</u> **nutzen.**

Online- Kursraum unter:
https://www.lcv-carilernen.de

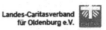

Landes-Caritasverband
für Oldenburg e.V.

09:00 -10:15 weiter geht´s um 10:30 Uhr ! – Seite 6

Da es heute der erste E-Learning Tag für Euch ist, möchte ich Euch bitten bis 10:30 Uhr ein Profilbild von Euch hochzuladen. Ganz oben im Online- Kursraum unter Eurem Kursfoto steht in der Datei „**Anleitung zum Hochladen eines Profilfotos**" beschrieben, wie es geht. Ihr braucht keine Sorge zu haben, dieser Kursraum ist hochgeschützt. Nur wir vom Kurs können uns darauf einloggen. Auch gebt Ihr nicht wie bei Facebook die Rechte an Eurem Bild an Marc Zuckerberg (auch nicht an mich oder das LCV ☺) ab. Der Sinn hinter dem Bild neben Eurem Namen ist lediglich, um die soziale Präsenz im Kursraum zu erhöhen, z.B. für Forumsdiskussionen. Es kann irgendein Foto von Euch sein... Wie Ihr es an meinem Foto sehen könnt, ist das Profilfoto auch recht klein.

Vielen Dank!! (Danke an diejenigen, die es schon gemacht haben..)

1. Handwerkszeug für die effektive Internetrecherche und Lebenslanges Lernen

In dieser Stunde lernt Ihr Tools und Tipps kennen, um schnell an aktuelle, nützliche sowie kostenlose medizinische und pflegerische Inhalte und Angebote zu gelangen. Wenn Ihr die Google-Suchmaschine nutzt, ist es wichtig...

> ...die Suche zu präzisieren → z.B. bei medizinischen Themen den **(lateinischen) Fachbegriff** ins Suchfenster einzugeben (z.B. Thyreoidektomie anstatt Schilddrüsenentfernung → man erhält dadurch eher eine Auswahl von qualitativ hochwertigen medizinischen Internetseiten; oder konkret die Suchwörter, z.B. „Professionalisierung in der Pflege"

> ...auch mal den Suchbegriff unter Bilder zu suchen und durch die qualitativ guten (anatomischen) etc. Bilder bei den Ergebnissen gelangt man auf diese Weise auch oft zu wertvollen Internetseiten

> ...die Suchoptionen / „Erweiterte Suche" zu nutzen für noch mehr Auswahl- Funktionen (z.B. aktuelle Infos – Anzeige der Internetinhalte der letzten 24 Stunden, des letzten Jahres; lizenzfreie Daten, etc.) Man geht hierfür entweder direkt unter http://www.google.de/advanced_search oder gibt den Suchbegriff ins Suchfenster und dann auf der Leiste auf Einstellungen und hier auf Erweiterte Suche

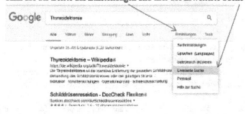

Es öffnet sich folgendes Fenster:

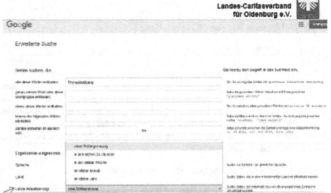

Hier bei „Letzte Aktualisierung" die Einstellung „letzten Monat" oder „Letztes Jahr"
anklicken; dann weiter nach unten scrollen und auf den Button „Erweiterte Suche"
klicken. Es öffnen sich nun die Seiten, die im letzten Jahr bzw. letzten Monat neu
eingestellt oder aktualisiert wurden

➤   … Boole'sche Operatoren anzuwenden: Gebt z.B. die Wörter ins Suchfenster in
    Anführungsstrichen ein, um Seiten mit exakten Wortkombinationen zu finden. Mit der
    Eingabe *pdf* nach dem medizinischen Suchbegriff werden alle Dokumente vom Typ
    PDF angezeigt, in denen der Suchbegriff enthalten ist. Diese Seiten sind meist aus
    medizinischen Fachzeitschriften.

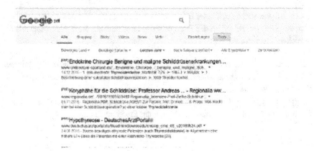

➤   Probiert neben „google" auch mal andere Suchmaschinen aus, wenn Ihr mit den
    Suchergebnissen nicht zufrieden sein solltet:
    www.yahoo.de; www.medivista.de (Suchmaschine für Medizin und Gesundheit);
    oder die *Metasuchmaschine* https://metager.de oder http://metacrawler.de/

➤   Mit der kostenlosen **Alert-Funktion** von Google kann man sich per E-Mail automatisch
    informieren lassen, sobald zu der von Euch vorher definierten Suchfunktion ein neuer
    Treffer gefunden wurde. https://www.google.de/alerts

3

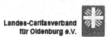

Landes-Caritasverband
für Oldenburg e.V.

➤ Bücher online lesen: bei Amazon: „Blick ins Buch"- Funktion oder
https://books.google.de/
Beispiele:
Unter Eingabe des Suchwortes Thyreoidea öffneten sich mehrere Bücher:
Ausgewählt habe ich das Buch „Praxis der Viszeralchirurgie: Endokrine Chirurgie:

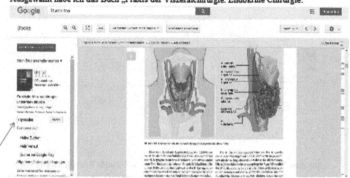

Wenn ich in diesem Suchfenster ein anderes Suchwort eingebe, kann ich vom Buch
noch mehr lesen…
Zahlreiche Bücher finden sich so komplett oder zumindest teilweise kostenlos im
Internet lesbar.

**Eingegeben unter https://books.google.de/ habe ich „Führung Pflege". Ich wählte das
Buch „Führungskompetenz ist lernbar".**

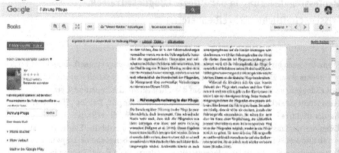

**Google Books zeigt mir alle Seiten, in denen in diesem Buch etwas über Führung und
Pflege drin steht.**

4

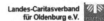

Ich möchte aber auch wissen, ob in dem Buch auch etwas zu „Führungsstil" drinsteht. So
gebe ich links ins Suchfenster „Führungsstil" ein und klicke auf „Suche".

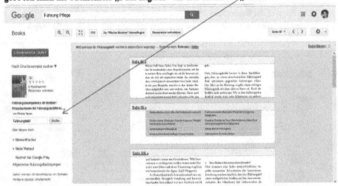

Auf diese Weise kann ich viele Seiten eines Buches auf Google Books lesen und brauche es
mir nicht zu kaufen. Auch sind leider nicht alle Bücher auf GoogleBooks zu finden, aber
doch so einige...

→ **Probiert diese <u>oben genannten Tipps</u> aus mit Suchwörtern aus
den Unterrichtsinhalten der letzten Wochen...(z.B.
Professionalisierung in der Pflege, Diagnosedreieck,
wissenschaftliches Schreiben, etc...)**

Wenn Ihr noch bis 10:30 Uhr Zeit habt (15 Minuten Pause eingerechnet), dann loggt Euch
ggf. nochmal auf Euren Online- Kursraum ein (bei längerer Inaktivität müsst Ihr Euch
neu einloggen) und scrollt nach unten auf das Themenfeld „Lebenslanges Lernen-
Kompetenzentwicklung mit Hilfe des Internets". Öffnet die pdf- Dateien „Handwerkszeug
für die effektive Internetnutzung" und „Handwerkszeug für die effektive
Computernutzung" und speichert diese zunächst auf Eure Festplatte, Eigene Dokumente
etc ab und lest es Euch durch. Die Dateien enthalten u.a. obengenannte Tipps und z.B.
Internetadressen zu kostenlosen Internetseiten, in denen Ihr z.B. pdf Dateien in word
umwandeln könnt etc. (Früher war dies nur mit dem kostenpflichtigen Adobe Programm
möglich- den Open Source Gesinnten sei Dank ☺.)

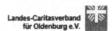

**Landes-Caritasverband
für Oldenburg e.V.**

10:30- 11:15 Uhr Forum für den E-Learning Tag weiter geht's um 11:30 Uhr auf Seite 8

Vorinformation:

Im Vergleich zu WhatsApp oder Facebook, in denen schriftliche Texte das gesprochene Wort ersetzen sollen und so eher einem lockeren Gespräch mit entsprechenden Abkürzungen und wenig Beachtung grammatikalischer Regeln ähneln, bietet ein **Forum** eine asynchrone/ zeitversetzte Kommunikationsmöglichkeit.

Hier kann man noch Stunden später auf einen Beitrag zugreifen und auf diesen antworten. Ein Forumsbeitrag kann besser durchdacht werden, da man für die Erstellung mehr Zeit hat und nicht sofort reagieren muss. Aus diesem Grund werden in Forumsbeiträgen auch ganze Sätze geschrieben und die Rechtschreib- und die Grammatikregeln beachtet. Immer mehr Berufsfelder nutzen Foren zum Wissensaustausch.

> ➤ Schreibt bitte mindestens zwei Forumsbeiträge zu einem der drei eingerichteten **Foren.** (Je nachdem welches Diskussionsthema Euch mehr interessiert. Der Beitrag sollte, wie oben beschrieben, aus <u>mehreren Sätzen</u> bestehen und schriftlich korrekt formuliert sein. Klickt hierbei jeweils auf „Antworten".

> ➤ Der Beitrag kann sich gerne auch auf bereits vorhandene Forumsbeiträge der Kursteilnehmer beziehen.

> Zu beachten: ☞ Gerade in Forumsbeiträgen wird auf eine **Netiquette** geachtet: Eine respektvolle Kommunikationsart ist die Regel. Beleidigungen etc. werden vermieden. Geantwortet wird Ich- Bezogen (z.B. „Ich bin der Meinung…", „Meiner Meinung nach…", „Hier würde ich Dir widersprechen"… etc., anstatt z.B. „Das ist quatsch", „Du redest Mist…" etc.).

> ➤ Wenn Ihr z.B. Bezug nehmen möchtet auf einen bestimmten Beitrag von beispielsweise Julia und es sind schon andere Beiträge im gleichen Thread, dann könnt Ihr mittels „@Julia" auf den Beitrag von Julia Bezug nehmen….

Klickt bitte auf den Button „Diskussionsforum zum 1. E-Learning Tag"

Ihr seht dann dieses Fenster:

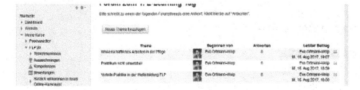

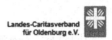

Landes-Caritasverband
für Oldenburg e.V.

Klickt bitte dann auf die Forumthreads und schreibt dann Eure Beiträge (mittels Klicken auf „Antworten")

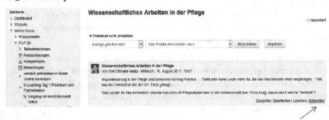

Überlegt Euch, zu welchem Beitrag Ihr Euch am liebsten äußern möchtet. <u>Bitte schreibt insgesamt mindestens zwei Beiträge!</u>

Klickt hierfür rechts auf „Antworten". Schreibt Eure Meinung/ Antwort ins Feld und klickt dann auf „Beitrag absenden".

Um zu sehen, ob sich zwischendurch was getan hat, also andere schon Beiträge eingefügt haben, drückt die **F5 – Taste** oben auf Eurer Tastatur.

Wenn Ihr bis 11.30 Uhr noch Zeit habt, schaut Euch bitte die aktuell bestehenden Foren für Pflegekräfte in Deutschland an:

https://pflegeboard.de/

http://www.pflegesoft.de/forum/index.php

https://www.krankenschwester.de/forum/subforen/fachweiterbildung-fuer-leitungsaufgaben-in-der-pflege.38/

CIRS:
https://www.kritische-ereignisse.de/

http://www.kh-cirs.de/

11:30 – 12:30 Uhr Internetseiten und Newsletter zur Aktualisierung des Fachwissens und für die Kompetenzentwicklung weiter geht es um 12:45 Uhr auf Seite 9

Unter den Themenfeld „Lebenslanges Lernen – Kompetenzentwicklung mit Hilfe des Internets" findet Ihr Links zu **Newslettern, Internetseiten und MOOCs.**

MOOCs sind Massive Open Online Courses – virtuelle Vorlesungen von Hochschulen etc. zu einer Thematik, die im Sinne des Open Educational Ressources Bildung für alle Menschen kostenlos ermöglichen wollen. Es gibt kostenlose MOOCs zu Zeitmanagement und andere Themen für die Führungskraft, aber auch medizinische MOOCs, insbesondere interessant für Martin und Heiko: Sectio Chirurgica ist ein MOOC, angeboten von der Uni Tübingen. Hier werden Live OPs durchgeführt und übertragen. Ihr könnt dann diese nach der kostenlosen Registrierung mitansehen. Es werden anatomische Bilder bereitgestellt. Bei Fragen kann man die Operateure per Chat kontaktieren etc.

Die Links öffnen sich in einem neuen Fenster... Um zu Eurem Kursraum zurückzukehren, klickt auf den „Zurück" Pfeil links oben.

Wenn Ihr aber die Links, Internetseiten und Newsletter besucht, schaut Euch diese an und wenn sie Euch ansprechen, speichert Euch diese auf Eurem Rechner ab als Favoriten mittels des Befehls **STRG und D.** Um den Kursraum nicht zu überfüllen, werden einige Angebote gelöscht, daher ladet Euch die Dateien herunter oder speichert Euch die Angebote/ Links (als Favoriten auf Eurem Browser) zwischendurch für Euch ab.

Schaut Euch ebenso das **Video** zum Kommunikationsquadrat an. Es enthält im Video auch interaktive Übungen.
Das Video habe ich ursprünglich als Power Point erstellt und dann mit Active Presenter als Screencast (mit meiner Stimme ☺) vertont. Anschließend mit der Software H5P mit Übungen versehen (alles kostenlose Tools)... Nur ein kleines Beispiel, was heute alles möglich ist als zusätzliches Lernangebot..

Ebenfalls findet Ihr das **Verzeichnis „Facharbeits- Potpourri".** Es sind verschiedene Facharbeiten, damit Ihr einen Überblick erhält, wie das Projekt „Facharbeit- wissenschaftliches Schreiben" angegangen werden kann... viele Wege führen nach Rom.... gleich ist aber bei allen Arbeiten die Heranführung zur Thematik und der Überblick in der Einleitung.. auch eine Doktorarbeit findet Ihr im Verzeichnis... hierbei gilt wie immer:
Übung macht den Meister und sucht Euch für Eure Arbeiten ein Thema aus, das Euch interessiert!!

Wenn Ihr im Laufe der Weiterbildung interessante, nützliche Internetseiten, Facharbeiten oder andere Tools gefunden habt, bitte teilt Euer Wissen und macht einen

Landes-Caritasverband
für Oldenburg e.V.

Eintrag mit dem Link unter dem „**Austauschforum für interessante Internetseiten,
Tools** „etc. oben im ersten Themenfeld

12:45 – 13:50 Uhr - Gruppenarbeit mit Google Docs – Kooperative Editoren

Vorinformation: wir starten gemeinsam um 13:00 Uhr durch Klicken auf die Links zu den GoogleDocDateien

Das Web 2.0 bietet neben Facebook noch viele (auch kostenfreie) weitere Tools, die eine grenzenlose Kooperation ermöglichen. So ist eine **gemeinsame Datenablage** möglich, auf die verschiedene Personen Zugriff haben. Diese Möglichkeit, z.B. mit **Dropbox oder Google Drive**, hat mittlerweile große Bekanntheit erlangt. Auch lassen sich virtuelle **Abstimmungen** durchführen und z.B. auch mit mehreren, an verschiedenen Orten befindenden Personen vereinfacht **Termine vereinbaren** (z.B. mit **Doodle**).

Stellt Euch vor: Die leitenden Mitarbeiter von McDonalds aus allen Ländern sollen Ideen liefern, damit mehr Kunden die Restaurantkette besuchen und die Firma wieder Gewinne macht ☺. Heutzutage müssen die Chefs nicht mehr an einem Präsenztreffen teilnehmen. Sie treffen sich virtuell zu einer Konferenz und können **gemeinsam und zeitgleich/ synchron Dokumente, Ideenlisten** und andere Artefakte erzeugen und **bearbeiten.**
Heute lernt Ihr das kooperative Online- Werkzeug **Google Docs** kennen:
https://www.google.de/intl/de/docs/about/

Mit Google Docs lassen sich gemeinsam zeitgleich, aber ortsunabhängig!, Dokumente (word, excel, Power Point) erstellen.
Google Docs bietet viele kostenlose und ausgereifte Möglichkeiten.
Personen mit einer Google- Mailadresse können ein Google Doc – Dokument eröffnen. Die Bedienung ist genau wie in einem Word bzw. Schreibdokument. Ebenso ist es möglich Tabellen oder Präsentationen zu erstellen bzw. bestehende Schreibdokumente können in Google Doc auch hineinkopiert werden. Nun kann der Link dieses Google Doc- Dokuments an mehrere Personen verschickt werden und eine gemeinsame Bearbeitung ist zeitgleich möglich. Die anderen Personen werden mittels eines Cursors (Striches) in verschiedenen Farben dargestellt, d.h. man kann sehen, was andere in dem Moment gerade schreiben. Auch sieht man oben rechts die Personen namentlich (und farblich verschieden). Teilnehmer, die bei Google kein Mailkonto besitzen, werden anonym benannt (z.B. als Anonymer Kürbis etc.).

Landes-Caritasverband
für Oldenburg e.V.

Diese **Kooperative Editoren** sind eine technische Faszination. Nicht nur eine schnelle Übertragungszeit ist hierfür erforderlich, sondern ebenso eine bestimmte technische Programmierung[1], die „Operational Transformation" genannt wird.

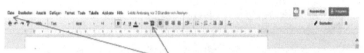

❖ Unter dem Reiter oben links „Datei" könnt Ihr das Dokument zum Schluss als Word oder pdf- Dokument für Euch herunterladen und auch den Bearbeitungsverlauf anzeigen lassen. Hier seht Ihr, welche Eingaben gemacht worden sind.
❖ Ebenso könnt Ihr auch einen Kommentar eingeben (auch unter „Einfügen").
❖ (Wenn alle Teilnehmer ein Google- Mailkonto haben, können diese auch einen integrierten *Chat* im Google Doc- Dokument nutzen.)

→ Wenn Ihr Euch als Gruppe abstimmen möchtet (z.B. um zu erfahren, welchen anonymen Avatar die Gruppenkollegen haben etc. ;)), könnt Ihr entweder diese Kommentarfunktionen bei Google Docs, die Mitteilungsfunktion auf dem OP- Campus, oder Eure WhatsApp Gruppe? nutzen.

☛ Google Doc kann auch mit mobilen Technologien genutzt werden (als App). Die meisten Smartphones haben diese App schon vorinstalliert. Im PlayStore kann die App aber auch kostenlos heruntergeladen werden.

Alternativen zu Google Docs sind „Quip", gut geeignet für Tablets und Smartphones. Auch „Etherpad" lässt sich für die Echtzeit- Kooperation nutzen.

Bei den Gruppenarbeiten heute geht es vorrangig darum die Tools kennenzulernen, ihr müsst Euch wegen des Inhalts keinen super Stress machen (stichpunktartig!!) ☺ Probiert die Formatierung aus, macht die Schrift bunt etc....

Nach der Anfertigungszeit besucht auch unter den Links gegenseitig die Google Doc – Dateien der anderen Gruppen.

<u>Hier nun die Links zu den Google- Doc- Dateien für Ihre Gruppen: (Links sind auch im virtuellen Kursraum zu finden)</u>

Bitte füllt in den Gruppen gemeinsam mit Hilfe der Unterrichtsscripts, (Diagnose- Dreieck und Instrumente der Organisationsdiagnose), Euren Erfahrungen etc. die Tabelle stichpunktartig weiter aus. Wenn Ihr fertig seid, könnt Ihr auch die Formatierung verändern, d.h. die Schriftart

---

[1] hier könnt Ihr lesen wie Google Docs technisch ermöglicht wird:
https://www.googlewatchblog.de/2010/09/docs-hintergrund-gezielte-kollaboration/

10

oder die Schriftfarbe…Probiert es einfach aus…Die Tabelle muss nicht komplett ausgefüllt und auch inhaltlich nicht perfekt formuliert sein!! Vorrangig geht es darum GoogleDocs kennenzulernen.

Gruppe 1: Rainer, Ulrike, Katharina, Heiko, Malinka

https://docs.google.com/document/d/1LReWnsIhQhphvI_xN6U-lJkC1nJXaEH0mVjIM4WelnI/edit?usp=sharing

Gruppe 2: Katja, Martin, Markus, Veronika

https://docs.google.com/document/d/1GDEIf-Yjkd02t44oAqL2grBECEN7Gimumt4SabzhxN4/edit?usp=sharing

Gruppe 3: Ulrich, Michael, Nils

https://docs.google.com/document/d/1p_Ho-3q1fY0KxxZQXS7YaqWwPwOPG9-RuNSMmAjzHx0/edit?usp=sharing

Gruppe 4: Daniel, Natalie, Marion, Maren, Swetlana

https://docs.google.com/document/d/1v2OtXUakUN6LoITpTXEsvEHSi4Ss2bIBofcb_anIeik/edit?usp=sharing

Ich hoffe es hat Euch etwas Spaß gemacht und Ihr konntet einiges Neue kennenlernen.
Nun wünsche ich Euch noch ein schönes Wochenende und viel Erfolg für Eure nächste Praxiszeit/ erstes Praktikum!!

Herzliche Grüße Eva

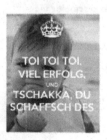

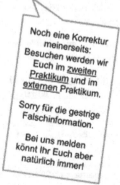

Noch eine Korrektur meinerseits:
Besuchen werden wir Euch im zweiten Praktikum und im externen Praktikum.

Sorry für die gestrige Falschinformation.

Bei uns melden könnt Ihr Euch aber natürlich immer!

11

VIII. Arbeitsaufträge als „Kooperationsskript" für die E-Learning Tage – Tag 2

Landes-Caritasverband
für Oldenburg e.V.

Vorsorgevollmacht, Patientenverfügung, ethische Prinzipien und Sterbehilfe

Herzlich Willkommen zum 2. E-Learning Tag über das inhaltliche Thema „Vorsorgevollmacht, Patientenverfügung, ethische Prinzipien und Sterbehilfeformen" und die Vorstellung weiterer digitaler Angebote und Tools zum Aufbau der Medienkompetenz . ☺
Hier zuerst noch einmal meine Kontaktdaten bei Fragen, oder Problemen: Ihr erreicht mich wieder über die Mitteilungsfunktion im Kursraum (auf den Briefumschlag rechts neben den Namen im Blog „Online- Aktivitäten" klicken), oder auch per Mail: eortmannwelp@gmail.com . Ebenso wieder per Handy: 0171/21 45 851

Viel Spaß und Erfolg!
Eva Ortmann-Welp

Für die Schnellleser etc. gibt es noch folgende neue **Zusatzangebote** im Online-Kursraum:

- Unter dem Themenfeld Unterricht Eva Ortmann-Welp findet Ihr Informationen zur **Pflegekammer**. In dem Forum könnt Ihr gerne hierzu an mich jederzeit (also nicht nur heute) Fragen stellen. Ebenso bei mir melden, wenn in Eurer Einrichtung Bedarf für eine Info-Veranstaltung zur Pflegekammer gegeben ist.

- Im Themenfeld zum E-Learning Tag 2 findet Ihr die **S3-Leitlinie Palliativmedizin** und zwei Verzeichnisse mit Dateien zum **Schmerzmanagement** und **Individueller Sterbebegleitung**.

- Im Themenfeld Unterricht Eva Ortmann-Welp findet Ihr nun ein **H5P Video zum Kommunikationsquadrat** mit eingebauten Übungen. Da dieses Thema auch relevant ist für die mündliche Abschlussprüfung, ist diese Übung zur Wiederholung bzw. Intensivierung des Themas gedacht.

- Direkt darunter findet Ihr eine H5P Drag and Drop Übung zur **Generationengerechten Führung.**

09:00 Uhr – 09:30 Uhr
Übungstest zum Palliativ Care im Themenfeld E-Learning 2. Ihr könnt diese Übung beliebig oft wiederholen. Dieser Test ist für die gesamte Weiterbildungszeit freigeschaltet. Fragen hieraus können in etwas abgeänderter Form (z.B. als frei zu beantwortende Frage) in den Prüfungen vorkommen. Außerdem sind diese Übungen zur Vertiefung der Unterrichtsthemen gedacht.

09:30 Uhr – 10.00 Uhr
Forumsdiskussion im Themenfeld E-Learning 2
Insbesondere bei erfahrenen Pflegenden trägt ein gegenseitiger Erfahrungsaustausch zur weiteren Kompetenzentwicklung bei. Dies betonte u.a. auch Patricia Benner in ihrem Buch „Stufen der Pflegekompetenz". Gerade die heutigen Medien erlauben nahezu grenzenlose Austauschmöglichkeiten (weltweit und zeitunabhängig). Es gibt

1

Landes-Caritasverband
für Oldenburg e.V.

heutzutage zahlreiche Berufs- und Erfahrungsforen. Auch die Pflegekammern werden
digitale Medien zum Austausch und für die Fort- und Weiterbildung nutzen.
Aus diesen Gründen (und auch zur Übung der schriftlichen Ausdruckskraft - da in
Foreneinträgen wie bei E-Mails im Gegensatz zu synchronen Austausch-Tools wie z.B.
WhatsApp die Rechtschreibung und Ausdrucksweise beachtet werden muss) üben wir
die Durchführung von Forendiskussionen....

→ Zum Einstieg in die Thematik schreibt bitte mindestens einen Beitrag in die beiden
Threats (Diskussionsstränge) ins Forum „Forum zum Thema Patientenverfügungen...".
Gerne könnt Ihr hier z.B. bei sich ergebenden Fragen zu den Texten weitere
Diskussionsthreads (durch Klicken auf „Neues Thema hinzufügen") eröffnen.

(die nächste Aufgabe findet Ihr auf der vierten Seite...)
TOOL- TIPP:
Dateien für den heutigen Tag findet Ihr auf der Lernumgebung, aber auch einige
weitere interessante Artikel und Bücher in einem „Google Drive"- Ordner.
Dieses Tool möchte ich Euch heute als erstes vorstellen. Mit einer Googlemail-
Adresse kann man viele weitere Zusatzangebote nutzen. Zum einen eine Google- Doc
Datei eröffnen und den Link an andere versenden. Man ist dann namentlich im Google-
Doc- Dokument zu sehen (wie Ihr beim letzten Mal erleben konntet...) und es steht
zudem u.a. jedem Nutzer ein Google Drive Speicher zur Verfügung (ähnlich der
Dropbox).
Wenn man sich in seinen Googlemail- Ordner einloggt, kann man durch das Klicken
des quadratischen Icons (dem Quadrat) auf diese vielen Angebote zugreifen.

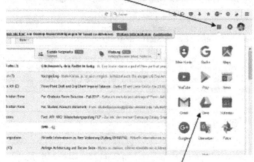

Anschließend wird auf das Icon von Google Drive geklickt und man gelangt sozusagen
auf seine eigene virtuelle Festplatte.
Wie Ihr auf dem obigen Screenshot sehen könnt, gibt es noch viele weitere Angebote
von google.... Das alles kostenlos...
Außerdem bietet google auch viele Online- Seminare zu Themen über optimale
Nutzungsmöglichkeiten des Webs und viele weitere digitale Tools an...:
https://www.google.de/ads/experienced/webinars.html
https://webinare-de.jimdo.com/2016/02/10/jimdo-webinar-grundlagen-f%C3%BCr-
google-co/

2

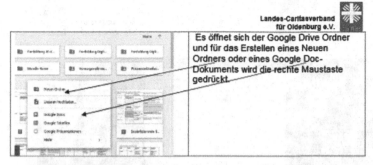

Landes-Caritasverband für Oldenburg e.V.

Es öffnet sich der Google Drive Ordner und für das Erstellen eines Neuen Ordners oder eines Google Doc-Dokuments wird die rechte Maustaste gedrückt.

Ich habe für Euch einen neuen Ordner mit dem Namen „Patientenverfügung und Vorsorgevollmacht FLP 20" erstellt, in dem ich Dateien per Drag and Drop oder nach Betätigen der rechten Maustaste auf „Dateien hochladen" klicke:

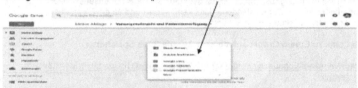

Wenn alle Dokumente eingegeben sind, kann der Ordner auch für andere freigeschaltet werden. Ihr klickt dafür auf den Ordner und dann oben rechts auf das „Männchen- Symbol":

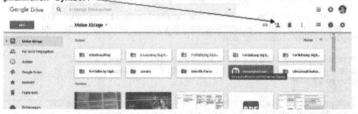

Nach Klicken auf das Männchen öffnet sich das unten zu sehende Fenster. Bei nur wenigen Personen können die Mailadressen eingegeben werden. Bei mehreren (wie jetzt Euer Kurs) wird auf „Link zum Freigeben abrufen" geklickt

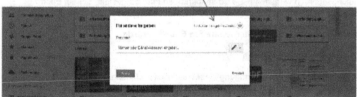

3

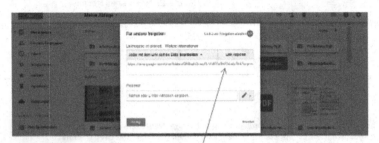

Landes-Caritasverband
für Oldenburg e.V.

Nun kann man noch eingeben, ob Jeder mit dem Link die Datei nur ansehen, oder auch bearbeiten darf... Der entstandene Link kann kopiert und an die Empfänger versendet werden. Dann nur noch auf Fertig klicken:

Hier der Link zu Eurem Ordner auf meinem Google Drive Speicher:

https://drive.google.com/drive/folders/1jm1d6rnxnEOMpQ1dUppzerFHid1AL8vQ
?usp=sharing

10.00 Uhr – 10:45 Uhr Text lesen, evtl. Fragen ins Forum; Filmausschnitt

Lest Euch bitte zuerst die Datei: **„Überblick über die rechtlichen Möglichkeiten für die Sicherstellung der Selbstbestimmung am Lebensende oder Situationen ohne eine mögliche Willensäußerung"** durch.

Besucht hierbei auch die Links, die unten auf jeder Seite auf der pdf-Datei als Literaturreferenz hinterlegt sind. *Hinweis*: Ihr findet z.B. alle Gesetze etc. frei zugänglich im Internet...

Wie bereits erwähnt: Für Fragen zu den Texten des heutigen Tages nutzt bitte das Forum. Klickt hierbei auf „Neues Thema hinzufügen", um einen neuen Diskussionsstrang zu öffnen.

Eine Situation, die zum Patientenverfügungsgesetz und einem möglichen Behandlungsabbruch verholfen hat, wird im folgenden Film dargestellt. Schaut Euch bitte den Film **von Anfang bis zur Minute 03:35** an:

Link zum **Film Quarks und Co Sterbehilfe Ein Ende in Würde:**

https://www.youtube.com/watch?v=Z6S96ztciFc

Info zum Text: Das Patientenverfügungsgesetz ist noch recht jung... Die medizinischen Möglichkeiten hatten die Grenze zwischen Leben und Tod verschoben. Ein Hirntoter kann z.B. über Beatmung und künstliche Ernährung etc. am Leben gehalten werden. Vor 50 Jahren noch wäre dieser Mensch verstorben... Die Medizin

4

**Landes-Caritasverband
für Oldenburg e.V.**

entwickelte das Bestreben: Am Leben erhalten um jeden Preis! Doch sind nicht alle
Therapiemaßnahmen kurativ. Im Falle des Hirntoten wird dieser ja trotz der Beatmung
nicht mehr gesund.

Für die rechtliche Umsetzung der Vorsorgemöglichkeiten musste viel
Überzeugungsarbeit und ein Umdenken geleistet werden. Ethiker z.B. erläuterten den
Begriff des „Lebenswertes", der bei jedem Menschen ein anderes Verständnis hat,
und den Begriff der „Selbstbestimmung", der in unserem Kulturkreis nun oberste
Prioriät einnimmt.

11:00- 11:45 Uhr Gruppenarbeit – Google Doc (Word) und Google Präsentation

Hier geht es darum kostenlose Kooperative Editoren auszuprobieren. Neben der
Beschäftigung mit dem Thema geht es vorrangig darum die Formatierung und
mögliche Absprachen der zeitgleichen Bearbeitung auszuprobieren.

Zur Wiederholung zuerst die Bearbeitung eines Google Doc- Dokuments, in dem
stichpunktartig Punkte zusammengetragen werden sollen. (ebenso die
Kommentarfunktion ausprobieren und die Chatfunktion bei TN mit googlemail-
Adresse)

Hierfür bitte nicht mehr als die Hälfte der 45 Minuten einplanen.

Gruppe 1: Daniel, Swetlana, Marion, Maren

https://docs.google.com/document/d/1Kpy-
2vGv4UHSLaopRq_RQnj9jigxBakafRt0kQqmcvo/edit?usp=sharing

Gruppe 2: Natalie, Katja, Malinka, Veronika

https://docs.google.com/document/d/1E1LISkAZyIyVR221ImdL75QwiZrQ9JLo8p_vH5
KWKvs/edit?usp=sharing

Gruppe 3: Ulrike, Katharina, Michael, Ulrich

https://docs.google.com/document/d/1xevWrjhIsVhIdRINQq7UUgIw6OzsG3482qTvsKk
CZcg/edit?usp=sharing

Gruppe 4: Nils, Martin, Heiko, Michael

https://docs.google.com/document/d/1JNh4cRdEnRFUj8HhuTlptzC_xmrx6JjTz6OHm3
89Xxc/edit?usp=sharing

5

**Landes-Caritasverband
für Oldenburg e.V.**

Bei den Kooperativen Editoren von Google können neben Word- dateien auch
Präsentationen und Excel- Tabellen gemeinsam bearbeitet werden.

So werden diese erstellt:

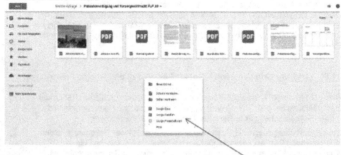

Die gleiche Aufgabe mit anderer Thematik, nun aber eine Präsentation:

Gruppe 1: Daniel, Swetlana, Marion, Maren

https://docs.google.com/presentation/d/191mDMAQ1u08D1uGgmu3-xYoFe2584mW-
W7jez0H7nxs/edit?usp=sharing

Gruppe 2: Natalie, Katja, Malinka, Veronika

https://docs.google.com/presentation/d/14qxDzqKKdec1-
KflJWUmY6IMPqg7bzCFCGvEzf3SwbM/edit?usp=sharing

Gruppe 3: Ulrike, Katharina, Michael, Ulrich

https://docs.google.com/presentation/d/1qyf8vndYo7aU52NxIHqiU7Xsap_rIjkY4spFfNe
gBI0/edit?usp=sharing

Gruppe 4: Nils, Martin, Heiko, Michael

https://docs.google.com/presentation/d/1tDPM5vZaq6pjsy9kMqg6XcLORK_3inSw5TsL
HhIjJ58/edit?usp=sharing

6

Landes-Caritasverband
für Oldenburg e.V.

12:00 – 13:00 Uhr Text lesen, Filmausschnitt, weitere Dateien

Bitte lest nun den Text: *Die vier ethischen Prinzipien, der Autonomiebegriff und die Sterbehilfeformen* durch. Besucht ebenfalls kurz evtl. die Links auf der Pdf- Seite.

Schaut Euch nach Lesen des Textes bitte den **Film Quarks und Co Todkrank- Wem hilft die Sterbehilfe** an, und zwar die **Minuten 6:42 – 12.35.** Den Filmausschnitt über die Sterbehilfeformen in den anderen Ländern...

Hier der Link zum Film:

https://www.youtube.com/watch?v=je8NM4yx28A

Besucht bitte nun die Dateien auf dem **Google- Drive Ordner** und „durchstöbert" diese (**Lesen, Überfliegen, evtl. abspeichern für nächste Facharbeiten etc...)**

https://drive.google.com/drive/folders/1jm1d6rnxnEOMpQ1dUppzerFHid1AL8vQ
?usp=sharing

13:00 – 13:40 Uhr Gruppenarbeit Padlet.com

Bitte arbeitet wieder in den **Gruppen.** Diesmal mit dem kooperativen Tool **Padlet** https://padlet.com/my/dashboard . Ein Werkzeug, mit dem man gemeinsam eine **Pinwand** erstellen kann. Dieses Tool bietet ansprechende Designs, aber leider keine integrierten Absprachemöglichkeiten, also keine Kommentarfunktion etc.

Ein Padlet sieht folgendermaßen aus:

Klickt für eine Eingabe auf den Kreis mit dem Kreuz drauf...Es öffnet sich ein Feld und hier könnt Ihr Euren Text eingeben. Auch andere Dateiformen, Bilder oder Videos können eingefügt werden. Hier gilt es ebenso einfach auszuprobieren was möglich ist...

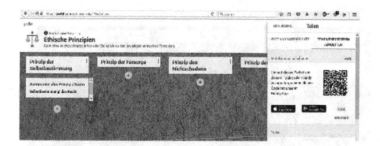

Landes-Caritasverband
für Oldenburg e.V.

Gruppe 1 füllt bitte gemeinsam das Padlet zu den vier ethischen Prinzipien aus. Gebt
zu jedem Prinzip kurze Infos, Definitionen, oder Beispiele ein.
Hier der Link bzw. QR Code für die Gruppe 1:

https://padlet.com/eortmannwelp/v5do9b4gs6du

Gruppe 2 füllt bitte ebenso gemeinsam ihr Padlet zu den vier ethischen Prinzipien aus.
Gebt zu jedem Prinzip kurze Infos, Definitionen, oder Beispiele ein.

Hier der Link bzw. QR- Code für Gruppe 2:

https://padlet.com/eortmannwelp/b58tx9iyyoaf

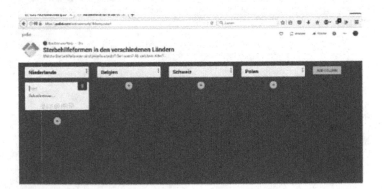

8

Landes-Caritasverband
für Oldenburg e.V.

Gruppe 3 füllt bitte gemeinsam das Padlet über die Sterbehilfeformen der verschiedenen Länder aus. Stichpunktartig die Informationen eingeben, welche Sterbehilfeform in den jeweiligen Ländern erlaubt, oder nicht erlaubt ist. Ebenso weitere Infos, die ihr aus dem Film entnehmen konntet, oder aus dem Internet...

https://padlet.com/eortmannwelp/mo9u98lz8e0d

Gruppe 4 füllt bitte gemeinsam ihr Padlet über die Sterbehilfeformen der verschiedenen Länder aus. Stichpunktartig die Informationen eingeben, welche Sterbehilfeform in den jeweiligen Ländern erlaubt, oder nicht erlaubt ist. Ebenso weitere Infos, die ihr aus dem Film entnehmen konntet, oder aus dem Internet...

https://padlet.com/eortmannwelp/2pb6xbcfqql9

9

Landes-Caritasverband
für Oldenburg e.V.

13:40 – 15:00 Uhr Text lesen, Vorlagen anschauen, Übungsapp und Übungstest,
Werke der anderen Gruppen ansehen

Bitte lest nun den letzten Text über eine korrekte Erstellung einer Patientenverfügung.
„**Patientenverfügung als Ausdruck der Selbstbestimmung**".

Schaut Euch bitte ebenso die am Montag verteilten Scripts mit den Vorlagen an und
das eine Blatt mit den Hinweisen zur Erstellung einer Patientenverfügung.

Nun führt bitte die „**Lernaktivität zur Patientenverfügung und Vorsorgevollmacht**"
durch und den kurzen **Übungstest** zur Patientenverfügung...

Für ethische Fragestellungen etc. im medizinischen Bereich bietet die Internetseite des
„**Deutschen Referenzzentrum für Ethik**" ein sehr gutes Angebot an. Geht auf diese
Internetseite und speichert Euch diese für Euch unter Favoriten ab (STRG und D
drücken)

Schaut Euch nun auch die **Werke der anderen Gruppen** an, indem Ihr auf die Links
klickt...

Herzliche Grüße und eine schöne Weihnachtszeit

Eva Ortmann-Welp

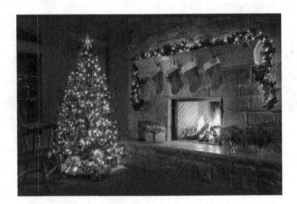

10

Zurück

IX. Fragebogen mit Variablenbezeichnung

Fragebogen zu den Angeboten der Lernumgebung und zu den E-Learning-Tagen

Liebe Teilnehmer der Weiterbildung Fachkraft für Leitungsaufgaben in der Pflege!
Um Ihre Online- Lernumgebung zu verbessern und diese nutzungsfreundlicher und
ansprechender gestalten zu können, bitte ich um Ihre Meinung. Lesen Sie bitte die
Aussagen und kreuzen das Feld an, das Ihre Meinung am besten widerspiegelt.
Die Befragung erfolgt natürlich anonym!   (stimmt nicht =1   stimmt sehr = 5)

Männlich ■   Weiblich ■

Variable	Fragen zur Bedienbarkeit und Gestaltung der Lernumgebung	stimmt nicht 1	stimmt wenig 2	stimmt mittelmäßig 3	stimmt ziemlich 4	stimmt sehr 5
Usability	1.Den Aufbau bzw. die Gestaltung der Lernumgebung finde ich übersichtlich					
Usability	2.Bei den Arbeitsaufträgen finde ich die Aufgaben problemlos					
Usability	3.Die Bedienungsanleitungen auf der Lernumgebung sind verständlich und hilfreich					
Usability	4. Ich weiß wie ich die Angebote steuern und anpassen kann.					
Usability	5.Auch bei seltenem Gebrauch ist es kein Problem für mich sich wieder im Online-Kursraum zurecht zu finden					
Usability	6. Die technische Bedienbarkeit der Tests und Übungen klappte problemlos					
Usability	7.Die Nutzung bzw. Bedienung des Forums klappte technisch einwandfrei					
Usability	8.Die Nutzung bzw. Bedienung der Kooperativen Editoren (Google Docs / Padlet) klappte technisch problemlos.					
Usability	9. Bei technischen Fragen oder Problemen erhalte ich zeitnah eine persönliche Rückmeldung					
	Fragen zu den Angeboten auf der Lernumgebung und den E-Learning Tagen	1	2	3	4	5
Erfahrung	1. Ich habe schon vor der Weiterbildung oft mit dem Computer gearbeitet.					
Akzept.	2. Ich bin generell offen für die Arbeit mit dem PC.					
Akzept.	3. Digitale Medien bieten heutzutage auch Möglichkeiten für die Kompetenzentwicklung.					
Satisfac.	4. Ich bin mit den Angeboten der Lernumgebung zufrieden.					
Satisfac.	5. Die E-Learning Tage finde ich gut.					
Satisfac.	6. Über weitere neue Inhalte würde ich mich freuen.					
Att/ Mot	7. Die Inhalte und Lernangebote auf der Lernumgebung finde ich interessant.					
Att/ Mot	8. Die Lernumgebung und die E-Learning Tage bieten Angebote, die meine Neugier wecken.					
Relevanz	9. Die Inhalte und Lernangebote empfinde ich insgesamt für mich als nützlich					

		stimmt nicht 1	stimmt wenig 2	stimmt mittelmäßig 3	stimmt ziemlich 4	stimmt sehr 5
Relevanz	10. Die Lernziele bei den Arbeitsaufträgen und Angeboten werden deutlich.					
Relevanz	11. Ich kann die Inhalte und Lernangebote den Unterrichtsthemen gut zuordnen.					
Relevanz	12. Einige Angebote der Lernumgebung sind für meine zukünftigen Führungsaufgaben von Nutzen.					
Confid.	13. Die Übungen und Tests sind eine hilfreiche Ergänzung für das Lernen.					
Confid.	14. Die Tests und Übungen sind vom Schweregrad genau passend.					
Unterst.	15. Ich fühle mich durch die Lehrende gut unterstützt.					
Unterst.	16. Ich bin mit der Strukturierung und Organisation der Lernangebote durch die Lehrende zufrieden.					
Unterst.	17. Bei Fragen oder Problemen erhalte ich zeitnah eine Rückmeldung.					
Unterst.	18. Die Lehrende geht souverän mit der Technik um.					
Lernzu.	19. Insgesamt habe ich mit Hilfe der Angebote viel gelernt.					
Lernzu.	20. Mit den Angeboten konnte ich neu erworbenes Wissen vertiefen.					
Lernzu.	21. Der Umgang mit der Online-Lernumgebung und die E-Learning Tage haben meine Medienkompetenz gestärkt.					
Lernzu.	22. Durch die Lernumgebung habe ich Internetseiten und -angebote kennengelernt, die ich auch nach der Weiterbildung nutzen werde.					
Lernzu.	23. Ich kann mir nun besser vorstellen, was mich in einem Online-Seminar erwartet.					
	Fragen zur Forumsnutzung	1	2	3	4	5
Erfahrung	1. An Online- Diskussionen oder Berufsforen habe ich mich schon vor der Weiterbildung beteiligt.					
Akzep.	2. Ich kommuniziere gerne mit anderen Teilnehmern über das Forum.					
Akzep.	3. Forumsdiskussionen sind als eine Kommunikationsmöglichkeit gut geeignet.					
Satisfac.	4. Ich bin mit dem Ablauf der Forumsdiskussionen zufrieden					
Satisfac.	5. Den Forumsaustausch finde ich gut und bereichernd.					
Att/Mot	6. Das Einüben von Forumsdiskussionen hat meine Neugier geweckt auch in andere Internetforen reinzuschauen.					
Att/Mot	7. Ich finde das Lesen der Forumsbeiträge interessant.					

		stimmt nicht 1	stimmt wenig 2	stimmt mittelmäßig 3	stimmt ziemlich 4	stimmt sehr 5
Relevanz	8. Forumsdiskussionen finde ich für einen Wissens- und Erfahrungsaustausch nützlich.					
Relevanz	9. Ich weiß welche Möglichkeiten und Vorteile eine digitale Forumsdiskussion bietet.					
Unterst.R	10. Bei den Forumsdiskussionen wünsche ich mir mehr Unterstützung von der Lehrenden.					
Unterst.	11. Die Impulsgebung bei den Forumsdiskussionen durch die Lehrende finde ich nützlich.					
Unterst.R	12. Die Lehrende sollte sich mehr an den Forumsdiskussionen beteiligen.					
Unterst.	13. Ich finde es gut, dass freigestellt wird, zu welchem Forumsthread ein Beitrag geschrieben werden kann.					
Lernzu.	14. Das Schreiben von Forumsbeiträgen fällt mir leichter als am Anfang.					
Lernzu.	15. Das Verfassen von Forumsbeiträgen hat auch zur Stärkung meiner schriftlichen Ausdruckskraft beigetragen.					
Lernzu.	16. Ich habe von den Forumsbeiträgen anderer Teilnehmer etwas Neues lernen können.					
	Fragen zur Nutzung der Kooperativen Editoren (u.a. Google Docs, Padlet)	1	2	3	4	5
Erfahrung	1. Kooperative Editoren waren mir schon vor der Weiterbildung bekannt.					
Akzep.	2. Kooperative Editoren stellen für mich eine weitere Möglichkeit der Zusammenarbeit dar.					
Akzep.	3. Für eine gemeinsame Erstellung von Dokumenten sind Kooperative Editoren gut geeignet.					
Satisfac.	4. Die Nutzung der kooperativen Editoren hat mir insgesamt Spaß gemacht.					
Satisfac.	5. Mit der Zusammenarbeit mit den anderen Gruppenteilnehmern bin ich zufrieden gewesen.					
Satisfac.	6. Ich bin mit dem gemeinsamen Gruppen-Ergebnis zufrieden gewesen.					
Att/Mot	7. Die Arbeitsaufgaben mit den kooperativen Editoren haben meine Aufmerksamkeit geweckt.					
Att/Mot	8. Kooperative Editoren finde ich interessant.					
Relevanz	9. Ich weiß welche Möglichkeiten und Vorteile kooperative Editoren bieten.					
Relevanz	10. Für die Zusammenarbeit sind kooperative Editoren nützlich.					
Unterst.	11. Die Unterstützung der Lehrenden empfand ich hierbei als ausreichend.					

		stimmt nicht 1	stimmt wenig 2	stimmt mittelmäßig 3	stimmt ziemlich 4	stimmt sehr 5
Unterst.R	12. Die Lehrende sollte mehr Vorgaben zur Gruppenarbeit liefern.					
Lernzu.	13. Ich habe den Umgang mit kooperativen Editoren erlernen können.					
Lernzu.	14. Die Zusammenarbeit gestaltete sich beim zweiten Mal einfacher.					

Bitte schreiben Sie hier, welche Inhalte oder Lernangebote der Moodle- Lernumgebung Ihnen persönlich am besten gefallen haben:

Bitte schreiben Sie hier welche Inhalte oder Lernangebote Ihnen gar nicht gefallen haben, oder ein großes Problem darstellten:

Bitte schreiben Sie hier, was immer Sie noch sagen möchten:

Vielen Dank!   Eva Ortmann-Welp

Link zum Ordner mit der SPSS- und der MAXQDA - Datei:

https://drive.google.com/drive/folders/15ax_LyVDxpAvSH1-FpzgHIcik15YSQVA?usp=sharing

Zurück

X. Reliabilitätsanalyse des Pretests

Zusammenfassung der Fallverarbeitung

		N	%
Fälle	Gültig	6	18,2
	Ausgeschlossen[a]	27	81,8
	Gesamt	33	100,0

a. Listenweise Löschung auf der Grundlage
aller Variablen in der Prozedur.

Reliabilitätsstatistiken

Cronbachs Alpha	Cronbachs Alpha für standardisierte Items	Anzahl der Items
,966	,966	7

Itemstatistiken

	Mittelwert	Standardabweichung	N
Satisfact/Lernum	3,83	,983	6
Satisfact/ETage	3,67	1,033	6
Satisfact/Neues	3,83	1,169	6
Inhalte/Nutzen	4,00	,894	6
Lernziele/deutl	3,67	1,033	6
Inhalte/Beziehung	3,67	1,033	6
Angebote/Führung	4,00	,894	6

Inter-Item-Korrelationsmatrix

	SatisfactILernum	SatisfactIETage	SatisfactINeues	Inhalte/Nutzen	Lernziele/deutl	Inhalte/Beziehung	Angebote/Führung
SatisfactILernum	1,000	,919	,841	,455	,722	,722	,455
SatisfactIETage	,919	1,000	,939	,650	,813	,813	,650
SatisfactINeues	,841	,939	1,000	,765	,939	,939	,765
Inhalte/Nutzen	,455	,650	,765	1,000	,866	,866	1,000
Lernziele/deutl	,722	,813	,939	,866	1,000	1,000	,866
Inhalte/Beziehung	,722	,813	,939	,866	1,000	1,000	,866
Angebote/Führung	,455	,650	,765	1,000	,866	,866	1,000

Item-Skala-Statistiken

	Skalenmittelwert, wenn Item weggelassen	Skalenvarianz, wenn Item weggelassen	Korrigierte Item-Skala-Korrelation	Quadrierte multiple Korrelation	Cronbachs Alpha, wenn Item weggelassen
SatisfactILernum	22,83	32,167	,747	.	,970
SatisfactIETage	23,00	30,400	,878	.	,961
SatisfactINeues	22,83	28,167	,962	.	,954
Inhalte/Nutzen	22,67	32,267	,827	.	,964
Lernziele/deutl	23,00	29,600	,961	.	,954
Inhalte/Beziehung	23,00	29,600	,961	.	,954
Angebote/Führung	22,67	32,267	,827	.	,964

Zusammenfassung der Fallverarbeitung

		N	%
Fälle	Gültig	6	18,2
	Ausgeschlossen[a]	27	81,8
	Gesamt	33	100,0

a. Listenweise Löschung auf der Grundlage
aller Variablen in der Prozedur.

Reliabilitätsstatistiken

Cronbachs Alpha	Cronbachs Alpha für standardisiert e Items	Anzahl der Items
,973	,981	4

Itemstatistiken

	Mittelwert	Standardabweichung	N
Satisfact/FAblauf	3,83	,753	6
Satisfact/FAustausch	4,17	,983	6
Forum/Nutzen	3,83	,753	6
Forum/Vorteile	3,83	,753	6

Inter-Item-Korrelationsmatrix

	Satisfact/FAblauf	Satisfact/FAustausch	Forum/Nutzen	Forum/Vorteile
Satisfact/FAblauf	1,000	,856	1,000	1,000
Satisfact/FAustausch	,856	1,000	,856	,856
Forum/Nutzen	1,000	,856	1,000	1,000
Forum/Vorteile	1,000	,856	1,000	1,000

Item-Skala-Statistiken

	Skalenmittelw ert, wenn Item weggelassen	Skalenvarianz , wenn Item weggelassen	Korrigierte Item-Skala- Korrelation	Quadrierte multiple Korrelation	Cronbachs Alpha, wenn Item weggelassen
Satisfact/FAblauf	11,83	5,767	,977	.	,954
Satisfact/FAustausch	11,50	5,100	,856	.	1,000
Forum/Nutzen	11,83	5,767	,977	.	,954
Forum/Vorteile	11,83	5,767	,977	.	,954

Reliabilität

Skala: ALLE VARIABLEN

Zusammenfassung der Fallverarbeitung

		N	%
Fälle	Gültig	6	18,2
	Ausgeschlossen[a]	27	81,8
	Gesamt	33	100,0

a. Listenweise Löschung auf der Grundlage aller Variablen in der Prozedur.

Reliabilitätsstatistiken

Cronbachs Alpha	Cronbachs Alpha für standardisiert e Items	Anzahl der Items
,952	,951	5

Itemstatistiken

	Mittelwert	Standardabw eichung	N
Satisfact/KEdSpass	4,33	,816	6
Satisfact/KEdZusArbe	3,83	1,169	6
Satisfact/KEdErgebn	3,67	1,033	6
KEd/Vorteile	4,00	,894	6
KEd/NutzenZusamm	4,17	,983	6

Inter-Item-Korrelationsmatrix

	Satisfact/KEd Spass	Satisfact/KEd ZusArbe	Satisfact/KEd Ergebn	KEd/Vorteile	KEd/NutzenZ usamm
Satisfact/KEdSpass	1,000	,698	,632	,548	,664
Satisfact/KEdZusArbe	,698	1,000	,939	,956	,899
Satisfact/KEdErgebn	,632	,939	1,000	,866	,853
KEd/Vorteile	,548	,956	,866	1,000	,910
KEd/NutzenZusamm	,664	,899	,853	,910	1,000

Item-Skala-Statistiken

	Skalenmittelw ert, wenn Item weggelassen	Skalenvarianz , wenn Item weggelassen	Korrigierte Item-Skala- Korrelation	Quadrierte multiple Korrelation	Cronbachs Alpha, wenn Item weggelassen
Satisfact/KEdSpass	15,67	15,467	,664	,800	,971
Satisfact/KEdZusArbe	16,17	11,367	,973	,985	,923
Satisfact/KEdErgebn	16,33	12,667	,907	,925	,933
KEd/Vorteile	16,00	13,600	,910	,975	,935
KEd/NutzenZusamm	15,83	12,967	,913	,897	,932

Zusammenfassung der Fallverarbeitung

		N	%
Fälle	Gültig	6	18,2
	Ausgeschlossen[a]	27	81,8
	Gesamt	33	100,0

a. Listenweise Löschung auf der Grundlage
aller Variablen in der Prozedur.

Reliabilitätsstatistiken

Cronbachs Alpha	Cronbachs Alpha für standardisierte Items	Anzahl der Items
,959	,964	6

Itemstatistiken

	Mittelwert	Standardabweichung	N
Satisfact/FAblauf	3,83	,753	6
Satisfact/FAustausch	4,17	,983	6
Forum/UnterLehr	4,33	,816	6
Forum/UnterImpuls	4,33	,816	6
Forum/UnterBeteil	4,00	1,265	6
Forum/UnterFrei	4,00	,894	6

Inter-Item-Korrelationsmatrix

	SatisfactFAblauf	SatisfactFAustausch	Forum/UnterLehr	Forum/UnterImpuls	Forum/UnterBeteil	Forum/UnterFrei
SatisfactFAblauf	1,000	,856	,759	,759	,840	,891
SatisfactFAustausch	,856	1,000	,664	,914	,965	,910
Forum/UnterLehr	,759	,664	1,000	,700	,775	,548
Forum/UnterImpuls	,759	,914	,700	1,000	,968	,822
Forum/UnterBeteil	,840	,965	,775	,968	1,000	,884
Forum/UnterFrei	,891	,910	,548	,822	,884	1,000

Item-Skala-Statistiken

	Skalenmittelwert, wenn Item weggelassen	Skalenvarianz, wenn Item weggelassen	Korrigierte Item-Skala-Korrelation	Quadrierte multiple Korrelation	Cronbachs Alpha, wenn Item weggelassen
SatisfactFAblauf	20,83	19,767	,886	.	,953
SatisfactFAustausch	20,50	17,500	,948	.	,943
Forum/UnterLehr	20,33	20,267	,725	.	,966
Forum/UnterImpuls	20,33	19,067	,916	.	,948
Forum/UnterBeteil	20,67	15,067	,978	.	,946
Forum/UnterFrei	20,67	18,667	,880	.	,951

Zusammenfassung der Fallverarbeitung

		N	%
Fälle	Gültig	6	18,2
	Ausgeschlossen[a]	27	81,8
	Gesamt	33	100,0

a. Listenweise Löschung auf der Grundlage
aller Variablen in der Prozedur.

Reliabilitätsstatistiken

Cronbachs Alpha	Cronbachs Alpha für standardisierte Items	Anzahl der Items
,957	,961	5

Itemstatistiken

	Mittelwert	Standardabweichung	N
Satisfact/KEdSpass	4,33	,816	6
Satisfact/KEdZusArbe	3,83	1,169	6
Satisfact/KEdErgebn	3,67	1,033	6
KEd/UnterLehr	3,67	1,366	6
KEd/UnterVorgaben	3,67	1,033	6

Inter-Item-Korrelationsmatrix

	Satisfact/KEd Spass	Satisfact/KEd ZusArbe	Satisfact/KEd Ergebn	KEd/UnterLehr	KEd/UnterVorgaben
Satisfact/KEdSpass	1,000	,698	,632	,657	,870
Satisfact/KEdZusArbe	,698	1,000	,939	,960	,939
Satisfact/KEdErgebn	,632	,939	1,000	,898	,813
KEd/UnterLehr	,657	,960	,898	1,000	,898
KEd/UnterVorgaben	,870	,939	,813	,898	1,000

Item-Skala-Statistiken

	Skalenmittelwert, wenn Item weggelassen	Skalenvarianz, wenn Item weggelassen	Korrigierte Item-Skala-Korrelation	Quadrierte multiple Korrelation	Cronbachs Alpha, wenn Item weggelassen
Satisfact/KEdSpass	14,83	19,767	,735	.	,971
Satisfact/KEdZusArbe	15,33	15,467	,972	.	,931
Satisfact/KEdErgebn	15,50	17,100	,890	.	,946
KEd/UnterLehr	15,50	14,300	,929	.	,945
KEd/UnterVorgaben	15,50	16,700	,948	.	,937

Zusammenfassung der Fallverarbeitung

		N	%
Fälle	Gültig	6	18,2
	Ausgeschlossen[a]	27	81,8
	Gesamt	33	100,0

a. Listenweise Löschung auf der Grundlage
aller Variablen in der Prozedur.

Reliabilitätsstatistiken

Cronbachs Alpha	Cronbachs Alpha für standardisierte Items	Anzahl der Items
,975	,976	8

Itemstatistiken

	Mittelwert	Standardabweichung	N
Gestalt/Übersichtl	3,67	1,033	6
Aufg/problemlos	4,00	,894	6
Bedienan/hilfreich	4,17	,753	6
Steuern/Anpassen	3,67	1,033	6
Selten/problemlos	3,67	1,033	6
Satisfact/Lernum	3,83	,983	6
Satisfact/ETage	3,67	1,033	6
Satisfact/Neues	3,83	1,169	6

Zurück

Auswertung der Itemstatistiken

	Mittelwert	Minimum	Maximum	Bereich	Maximum / Minimum	Varianz	Anzahl der Items
Inter-Item-Korrelationen	,836	,455	1,000	,545	2,198	,016	8

Item-Skala-Statistiken

	Skalenmittelwert, wenn Item weggelassen	Skalenvarianz, wenn Item weggelassen	Korrigierte Item-Skala-Korrelation	Quadrierte multiple Korrelation	Cronbachs Alpha, wenn Item weggelassen
Gestalt/Übersichtl	26,83	40,567	,963	.	,968
Aufg/problemlos	26,50	44,300	,773	.	,978
Bedienan/hilfreich	26,33	44,667	,901	.	,973
Steuern/Anpassen	26,83	40,567	,963	.	,968
Seiten/problemlos	26,83	40,567	,963	.	,968
Satisfact/Lernum	26,67	43,067	,796	.	,977
Satisfact/ETage	26,83	41,367	,893	.	,972
Satisfact/Neues	26,67	38,667	,981	.	,968

XI. Screenshot der Variablenansicht in SPSS

	Name	Typ	Breite	Dezimal.	Beschriftung	Werte	Fehlend	Spalten	Ausrichtung	Messniveau	Rolle
1	Geschlecht	Numerisch	8	0	Geschlecht	{1, männlich...	Keine	8	Rechts	Nominal	Eingabe
2	UsaGestÜb	Numerisch	8	0	Gestalt/Übersic...	{1, stimmt n...	Keine	8	Rechts	Ordinal	Beides
3	UsaAufg	Numerisch	8	0	Aufg/problemlos	{1, stimmt n...	Keine	8	Rechts	Ordinal	Beides
4	UsaBedien	Numerisch	8	0	Bedienan/hilfreich	{1, stimmt n...	Keine	8	Rechts	Ordinal	Beides
5	UsaSteuerb	Numerisch	8	0	Steuern/Anpas...	{1, stimmt n...	Keine	8	Rechts	Ordinal	Beides
6	UsaSelPro	Numerisch	8	0	Selten/probleml...	{1, stimmt n...	Keine	8	Rechts	Ordinal	Beides
7	UsaTests	Numerisch	8	0	Bedienb/Tests	{1, stimmt n...	Keine	8	Rechts	Ordinal	Beides
8	UsaForum	Numerisch	8	0	Bedienb/Forum	{1, stimmt n...	Keine	8	Rechts	Ordinal	Beides
9	UsaKoopEd	Numerisch	8	0	Bedienb/KoopEd	{1, stimmt n...	Keine	8	Rechts	Ordinal	Beides
10	UsaUnterst	Numerisch	8	0	Tech/Unterst.	{1, stimmt n...	Keine	8	Rechts	Ordinal	Beides
11	ErfahrungPC	Numerisch	8	0	ErfahrungPC	{1, stimmt n...	Keine	8	Rechts	Ordinal	Beides
12	AkzepPC	Numerisch	8	0	Akzep/offen	{1, stimmt n...	Keine	8	Rechts	Ordinal	Beides
13	AkzepDigMe	Numerisch	8	0	Akzep/DigMe	{1, stimmt n...	Keine	8	Rechts	Ordinal	Beides
14	SatisfactLern	Numerisch	8	0	Satisfact/Lernum	{1, stimmt n...	Keine	8	Rechts	Ordinal	Beides
15	SatisfactETag	Numerisch	8	0	Satisfact/ETage	{1, stimmt n...	Keine	8	Rechts	Ordinal	Beides
16	SatisfactNeu	Numerisch	8	0	Satisfact/Neues	{1, stimmt n...	Keine	8	Rechts	Ordinal	Beides
17	MotAtInt	Numerisch	8	0	Inhalte/Interess...	{1, stimmt n...	Keine	8	Rechts	Ordinal	Beides
18	MotAttNeug	Numerisch	8	0	Angebote/Neugier	{1, stimmt n...	Keine	8	Rechts	Ordinal	Beides
19	RelNutz	Numerisch	8	0	Inhalte/Nutzen	{1, stimmt n...	Keine	8	Rechts	Ordinal	Beides
20	RelLernziele	Numerisch	8	0	Lernziele/deutl	{1, stimmt n...	Keine	8	Rechts	Ordinal	Beides
21	RelBez	Numerisch	8	0	Inhalte/Beziehung	{1, stimmt n...	Keine	8	Rechts	Ordinal	Beides
22	RelFührung	Numerisch	8	0	Angebote/Führ...	{1, stimmt n...	Keine	8	Rechts	Ordinal	Beides
23	ConfÜbunErg	Numerisch	8	0	Übungen/Ergänz	{1, stimmt n...	Keine	8	Rechts	Ordinal	Beides
24	ConfÜbunSch	Numerisch	8	0	Übung/Schwierg	{1, stimmt n...	Keine	8	Rechts	Ordinal	Beides
25	UnterLehr	Numerisch	8	0	Unterl.ehrgesamt	{1, stimmt n...	Keine	8	Rechts	Ordinal	Beides
26	UnterOrga	Numerisch	8	0	UnterLehrOrga	{1, stimmt n...	Keine	8	Rechts	Ordinal	Beides
27	UnterRück	Numerisch	8	0	UnterLehrRück	{1, stimmt n...	Keine	8	Rechts	Ordinal	Beides
28	UnterTechnik	Numerisch	8	0	UnterLehrTechnik	{1, stimmt n...	Keine	8	Rechts	Ordinal	Beides
29	LernzuIns	Numerisch	8	0	LernzuIns	{1, stimmt n...	Keine	8	Rechts	Ordinal	Beides
30	LernzuWiss	Numerisch	8	0	LernzuWissen	{1, stimmt n...	Keine	8	Rechts	Ordinal	Beides

Dateneinsicht | Variablenansicht

158 Anhang

EvaluationLernumgebungForumKooperativeEditorenVariablenNeu.sav [DataSet1] - IBM SPSS Statistics Dateneditor

Datei Bearbeiten Ansicht Daten Transformieren Analysieren Direktmarketing Grafik Extras Erweiterungen Fenster Hilfe

	Name	Typ	Breite	Dezimal	Beschriftung	Werte	Fehlend	Spalten	Ausrichtung	Messniveau	Rolle
30	LemzuWiss	Numerisch	8	0	LemzuWissen	{1, stimmt n...	Keine	8	Rechts	Ordinal	Beides
31	LemzuMedKo	Numerisch	8	0	LemzuMedienk.	{1, stimmt n...	Keine	8	Rechts	Ordinal	Beides
32	LemzuWeit	Numerisch	8	0	LemzunachWeit	{1, stimmt n...	Keine	8	Rechts	Ordinal	Beides
33	LemzuOSem	Numerisch	8	0	LemzuOSemin.	{1, stimmt n...	Keine	8	Rechts	Ordinal	Beides
34	ErfahForum	Numerisch	8	0	ErfahrungFForum	{1, stimmt n...	Keine	8	Rechts	Ordinal	Beides
35	AkzepFKomm	Numerisch	8	0	Akzep/FKomge.	{1, stimmt n...	Keine	8	Rechts	Ordinal	Beides
36	AkzepFKo...	Numerisch	8	0	Akzep/FKomm.	{1, stimmt n...	Keine	8	Rechts	Ordinal	Beides
37	SatisfactFA...	Numerisch	8	0	Satisfact/F.Ablauf	{1, stimmt n...	Keine	8	Rechts	Ordinal	Beides
38	SatisfactFA...	Numerisch	8	0	Satisfact/F.Ausf...	{1, stimmt n...	Keine	8	Rechts	Ordinal	Beides
39	MotAttFNeu	Numerisch	8	0	Forum/Neugier	{1, stimmt n...	Keine	8	Rechts	Ordinal	Beides
40	MotAttFInte...	Numerisch	8	0	Forum/Interess...	{1, stimmt s...	Keine	8	Rechts	Ordinal	Beides
41	RelForNutz	Numerisch	8	0	Forum/Nutzen	{1, stimmt n...	Keine	8	Rechts	Ordinal	Beides
42	RelForVorteile	Numerisch	8	0	Forum/Vorteile	{1, stimmt n...	Keine	8	Rechts	Ordinal	Beides
43	UnterForLehr	Numerisch	8	0	Forum/UnterLehr	{1, stimmt s...	Keine	8	Rechts	Ordinal	Beides
44	UnterForImp...	Numerisch	8	0	Forum/Unterlm...	{1, stimmt n...	Keine	8	Rechts	Ordinal	Beides
45	UnterForBeteil	Numerisch	8	0	Forum/UnterBe...	{1, stimmt s...	Keine	8	Rechts	Ordinal	Beides
46	UnterForFrei	Numerisch	8	0	Forum/UnterFrei	{1, stimmt n...	Keine	8	Rechts	Ordinal	Beides
47	LemzuForAnf	Numerisch	8	0	Forum/LemzuAnf	{1, stimmt n...	Keine	8	Rechts	Ordinal	Beides
48	LemzuForS...	Numerisch	8	0	Forum/LemzuS...	{1, stimmt n...	Keine	8	Rechts	Ordinal	Beides
49	LemzuForNeu	Numerisch	8	0	Forum/LemzuN...	{1, stimmt n...	Keine	8	Rechts	Ordinal	Beides
50	ErfahKoopEd	Numerisch	8	0	Erfahr/KoopEdit	{1, stimmt n...	Keine	8	Rechts	Ordinal	Beides
51	AkzepKEdZA	Numerisch	8	0	Akzep/KEdZus...	{1, stimmt n...	Keine	8	Rechts	Ordinal	Beides
52	AkzepKEdD	Numerisch	8	0	Akzep/KEdgem...	{1, stimmt n...	Keine	8	Rechts	Ordinal	Beides
53	SatisfactKE...	Numerisch	8	0	Satisfact/KEdS...	{1, stimmt n...	Keine	8	Rechts	Ordinal	Beides
54	SatisfactKE...	Numerisch	8	0	Satisfact/KEdZ...	{1, stimmt n...	Keine	8	Rechts	Ordinal	Beides
55	SatisfactKE...	Numerisch	8	0	Satisfact/KEdE...	{1, stimmt n...	Keine	8	Rechts	Ordinal	Beides
56	MotAttKEd...	Numerisch	8	0	KEd/Aufmerksa...	{1, stimmt n...	Keine	8	Rechts	Ordinal	Beides
57	MotAttKEdI	Numerisch	8	0	KEd/Interessant	{1, stimmt n...	Keine	8	Rechts	Ordinal	Beides
58	RelKEdVort...	Numerisch	8	0	KEd/Vorteile	{1, stimmt n...	Keine	8	Rechts	Ordinal	Beides
59	RelKEdNutz...	Numerisch	8	0	KEd/NutzenZus...	{1, stimmt n...	Keine	8	Rechts	Ordinal	Beides

Datenansicht Variablenansicht

Evaluation\LernumgebungForumKooperativeEditoren\VariablenNeu.sav [DataSet1] - IBM SPSS Statistics Dateneditor

Datei Bearbeiten Ansicht Daten Transformieren Analysieren Direktmarketing Grafik Extras Erweiterungen Fenster Hilfe

	Name	Typ	Breite	Dezimal...	Beschriftung	Werte	Fehlend	Spalten	Ausrichtung	Messniveau	Rolle
44	UnterForImp...	Numerisch	8	0	Forum/UnterIm...	{1, stimmt n...	Keine	8	Rechts	Ordinal	Beides
45	UnterForBeteil	Numerisch	8	0	Forum/UnterBe...	{1, stimmt s...	Keine	8	Rechts	Ordinal	Beides
46	UnterForFrei	Numerisch	8	0	Forum/UnterFrei	{1, stimmt n...	Keine	8	Rechts	Ordinal	Beides
47	LernzuForAnf	Numerisch	8	0	Forum/LernzuAnf	{1, stimmt n...	Keine	8	Rechts	Ordinal	Beides
48	LernzuForS...	Numerisch	8	0	Forum/LernzuS...	{1, stimmt n...	Keine	8	Rechts	Ordinal	Beides
49	LernzuForNeu	Numerisch	8	0	Forum/LernzuN...	{1, stimmt n...	Keine	8	Rechts	Ordinal	Beides
50	ErfahrKoopEd	Numerisch	8	0	Erfahr/KoopEdit...	{1, stimmt n...	Keine	8	Rechts	Ordinal	Beides
51	AkzepKEdZA	Numerisch	8	0	Akzep/KEdZus...	{1, stimmt n...	Keine	8	Rechts	Ordinal	Beides
52	AkzepKEdD...	Numerisch	8	0	Akzep/KEdgem...	{1, stimmt n...	Keine	8	Rechts	Ordinal	Beides
53	SatisfactKE...	Numerisch	8	0	Satisfact/KEdS...	{1, stimmt n...	Keine	8	Rechts	Ordinal	Beides
54	SatisfactKE...	Numerisch	8	0	Satisfact/KEdZ...	{1, stimmt n...	Keine	8	Rechts	Ordinal	Beides
55	SatisfactKE...	Numerisch	8	0	Satisfact/KEdE...	{1, stimmt n...	Keine	8	Rechts	Ordinal	Beides
56	MotAttKEd...	Numerisch	8	0	KEd/Aufmerksa...	{1, stimmt n...	Keine	8	Rechts	Ordinal	Beides
57	MotAttKEdI...	Numerisch	8	0	KEd/Interessant	{1, stimmt n...	Keine	8	Rechts	Ordinal	Beides
58	RelKEdVort...	Numerisch	8	0	KEd/Vorteile	{1, stimmt n...	Keine	8	Rechts	Ordinal	Beides
59	RelKEdNutz...	Numerisch	8	0	KEd/NutzenZus...	{1, stimmt n...	Keine	8	Rechts	Ordinal	Beides
60	UnterKEdLehr	Numerisch	8	0	KEd/UnterLehr	{1, stimmt n...	Keine	8	Rechts	Ordinal	Beides
61	UnterKEdVorg	Numerisch	8	0	KEd/UnterVorg...	{1, stimmt s...	Keine	8	Rechts	Ordinal	Beides
62	LernzuKEd...	Numerisch	8	0	KEd/LernzuUm...	{1, stimmt n...	Keine	8	Rechts	Ordinal	Beides
63	LernzuKEdAnf	Numerisch	8	0	KEd/LernzuAnf	{1, stimmt n...	Keine	8	Rechts	Ordinal	Beides
64	InhaltesehrgutZeichenfolge		80	0	Offenes Feedba...	Keine	Keine	8	Links	Nominal	Keine
65	InhalteProbl...	Zeichenfolge	80	0	Offenes Feedba...	Keine	Keine	8	Links	Nominal	Keine
66	Offen	Zeichenfolge	80	0	Offenes Feedba...	Keine	Keine	8	Links	Nominal	Keine

XII. Quantitative Datenauswertung – Deskriptiv und Explorativ

Tabelle 7: Teststatistische Kennwerte der einzelnen Variablen

Variable	M (SD)	$M_{Männl.}$ (SD)	$M_{Weibl.}$ (SD)
UsaGestÜb	4.15 (0.73)	4.20 (0.63)	4.13 (0.86)
UsaAufg	4.15 (0.73)	4.30 (0.68)	4.06 (0.77)
UsaBedien	4.31 (0.55)	4.30 (0.48)	4.31 (0.60)
UsaSteuerb	4.00 (0.63)	4.20 (0.42)	3.88 (0.71)
UsaSelPro	4.19 (0.72)	4.50 (0.53)	4.00 (0.82)
UsaTests	4.27 (0.78)	4.50 (0.71)	4.13 (0.81)
UsaForum	4.38 (0.64)	4.50 (0.71)	4.31 (0.60)
UsaKoopEd	3.73 (0.67)	3.90 (0.32)	3.63 (0.81)
UsaUnterst.	4.73 (0.533)	4.70 (0.48)	4.75 (0.58)
ErfahrungPC	2.73 (0.78)	2.80 (0.79)	2.69 (0.79)
AkzeptPC	3.69 (0.55)	3.80 (0.42)	3.63 (0.62)
AzepDigMe	3.85 (0.46)	4.00 (0.47)	3.75 (0.45)
SatisfactLernu	3.92 (0.85)	3.80 (0.63)	4.00 (0.97)
SatisfactETag	3.77 (1.20)	3.60 (1.26)	3.88 (1.15)
SatisfactNeu	4.15 (0.92)	4.30 (0.95)	4.06 (0.93)
MotAttInt	3.92 (0,63)	4.10 (0.57)	3.81 (0.65)
MotAttNeug	3.88 (0.82)	4.10 (0.73)	3.75 (0.86)
RelNutz	4.12 (0.76)	4.20 (0.79)	4.06 (0.77)
RelLernziele	3.96 (0.77)	4.10 (0.57)	3.88 (0.88)
RelBezug	3.96 (0.82)	4.00 (0.67)	3.94 (0.93)
RelFührung	3.92 (0.63)	4.00 (0.82)	3.88 (0.50)
ConfÜbungErg	4.50 (0.71)	4.70 (0.67)	4.38 (0.72)
ConfÜbSchwergr	4.38 (0.69)	4.50 (0.53)	4.31 (0.79)
UnterLehr	4.58 (0.58)	4.70 (0.48)	4.50 (0.63)
UnterOrga	4.00 (0.63)	4.10 (0.57)	3.94 (0.68)
UnterRück	4.58 (0.58)	4.80 (0,42)	4.44 (0.63)
UnterTechnik	4.58 (0.58)	4.60 (0.52)	4.56 (0.63)
LernzuIns	3.92 (0.74)	3.90 (0.74)	3.94 (0.77)
LernzuWiss	3.92 (0.94)	4.00 (0.94)	3.88 (0.95)

LernzuMedko	4.19 (0.80)	4.20 (0.92)	4.19 (0.75)
Lernzuweit	4.08 (0.85)	4.10 (0.87)	4.06 (0.85)
LernzuOSem	3.96 (0.72)	4.10 (0.57)	3.88 (0.80)

Teststatistische Kennwerte der einzelnen Variablen

Variable	M (SD)	$M_{Männl.}$ (SD)	$M_{Weibl.}$ (SD)	
ErfahrForum	2.42 (1.40)	2.80 (1.31)	2.19(1.47)	Ak-
zepFKom	3.46 (0.86)	3.50 (0.97)	3.44 (0.81)	
AkzepFKomö	3.88 (0.71)	4.00 (0.94)	3.81 (0.54)	
SatisfactFAbl.	3.81 (0.64)	3.80 (0.63)	3.81 (0.65)	
SatisfactFAust	3.92 (0.84)	4.00 (1.00)	3.88 (0.72)	
Mot/AttFNeug	3.73 (0.77)	3.80 (0.78)	3.69 (0.79)	
Mot/AttFInter	3.96 (0.53)	4.00 (0.47)	3.94 (0.57)	
RelForNutz	3.81 (0.75)	3.80 (0.92)	3.81 (0.65)	
RelForVorteile	3.69 (0.88)	3.50 (0.97)	3.81 (0.83)	
UnterForLehr**R**	4.12 (0.82)	4.10 (0.99)	4.13 (0.72)	
UnterForImp	4.27 (0.67)	4.50 (0.53)	4.13 (0.72)	
UnterForBetei **R**	4.08 (0.97)	4.20 (1.13)	4.00 (0.89)	
UnterForFrei	4.04 (0.82)	4.10 (0.99)	4.00 (0.73)	
LernzuForAnf	3.85 (0.73)	3.90 (0.87)	3.81 (0.65)	
LernzuForSchrift	3.35 (0.79)	3.30 (0.82)	3.38 (0.80)	
LernzuForNeues	3.77 (0.65)	3.90 (0.56)	3.69 (0.70)	
ErfahrKoopEd	1.92 (1.05)	1.90 (0.99)	1.94 (1.12)	
AkzeptKEdZA	3.62 (0.57)	3.80 (0.42)	3.50 (0.63)	
AkzeptKEdDok	3.77 (0.51)	3.90 (0.32)	3.69 (0.60)	
SatisfactKEdSpass	3.73 (0.87)	3.90 (1.19)	3.63 (0.62)	
SatisfactKEdZA	3.73 (0.87)	3.90 (0.87)	3.63 (0.88)	
SatisfactKEdErg	3.73 (0.78)	3.90 (0.57)	3.63 (0.88)	
MotAttKEdAufm	3.69 (0.79)	3.80 (0.92)	3.63 (0.72)	
Mot/AttKEdInt	3.69 (0.74)	3.90 (0.87)	3.56 (0.63)	
RelevKEdVorte	3.58 (0.86)	3.80 (0.79)	3.44 (0.89)	
RelevKEdNutzen	3.58 (0.90)	3.80 (1.03)	3.44 (0.81)	
UnterKEdLehr	3.96 (0.87)	3.90 (0.74)	4.00 (0.96)	

UnterKEdVorgabe**R**	3.19 (0.80)	3.30 (0.67)	3.13 (0.88)
LernzuKEdUmg	3.85 (0.73)	4.00 (0.82)	3.75 (0.68)
LernzuKEdAnf	3.85 (0.67)	4.00 (0.67)	3.75 (0.68)

Anmerkungen: Wertebereich der Skalen 1 – 5; M = Gesamtstichprobe; $M_{Männl.}$ = Mittelwerte für männl. TN, $M_{Weibl.}$ = Mittelwerte für weibl. TN, SD = Standard Deviation/ Standardabweichung

Offenes Feedback

Welche Angebote gefallen besonders?	Was gefällt nicht? Gibt es Probleme?	Was immer Sie noch sagen möchten:
Abwechslung Video und Übungen sehr gut; mir gefällt Eigenarbeit besser	Arbeitsauftrag immer neu öffnen	am Vortag schon Zugriff zum Vorbereiten, langsamer Leser
alle insgesamt	Arbeitsauftrag musste immer neu geöffnet werden	Danke für die Mühe!
Berichte Übungen		Danke!
das Bearbeiten von GoogleDocs	Autom. Logout verlängern, Einhaltung der Zeitvorgaben wichtig	Danke!!
Das Glossar zum Nachschlagen		direkten Kontakt mit anderen mag ich lieber
Die E-Learning- Tage sind sehr selten.	Der Umgang mit diesem neuen Medium ist mir doch recht schwer gefallen.	Ein großes Lob an Dich Eva- da steckt viel Arbeit drin, finde dein Engagem. tol
Diese Tage mit dem PC von zuhause aus sollten viel öfters stattfinden.	Gruppenarbeit empfand ich etwas schwierig	Finde die E-LearningTage gut, helfen die Onlinekompetenz zu verbessern
Es macht alles viel Spaß!	Gruppenarbeit war manchmal schwierig, weil nicht jeder eine googlemail Adresse	für mich etwas zu kurzfristig, konnte kein Rückzugsort schaffen
Forum Glossar		
Google Docs fand ich am besten	Gruppenarbeit war mir teilweise zu unübersichtlich, trotz Funk.wenig komm.	gut für die PC-Kompetenz zu stärken, danke für die gute Vorbereitung
Google Docs neu, echt gute Austauschmögl.	Ich bin im Umgang mit dem PC unsicher.	ich persönlich mag lieber pers. Gruppenlernen
Google Docs; Tests		
GoogleDocs gefiel mir sehr, Beeindruckt vom Test Palliativ Care, sehr hilfreich	lange Texte am PC lesen,	Vorher noch ausführlichere Einführung?
	nichts	War ein schöner Tag!
GoogleDocs wegen gem. Austausch	Padlet keine Chatfunktion	
Gute Gelegenheit sich mit anderen auszutauschen, sehr gute Tests	Padlet zu unübersichtlich, da keine Austasuchmögl.	
interaktive Gruppenarbeit, Übungen	Padlet zwar schön, aber Komm.möglichkeit fehlte	
Kooperative Editoren sind eine sehr gute Sache. Tests sehr gut!	PC ist nicht so meins	
Links zu den Newslettern	zuviele Internetverweise im Text	
Schnelltests		

Tests		
Texte mit Wortergänzungen, Foren, Videos, Gruppenaustausch		
Tolle Angebote		
Tools, Tests		
Übung Betreuungsvollmacht		
Übungen, Tests		
Videos, Docs, Padlet, Lückentext		

Satisfact/ETage

		Häufigkeit	Prozent	Gültige Prozente	Kumulierte Prozente
Gültig	stimmt nicht	1	2,7	3,8	3,8
	stimmt wenig	3	8,1	11,5	15,4
	stimmt mittelmäßig	6	16,2	23,1	38,5
	stimmt ziemlich	7	18,9	26,9	65,4
	stimmt sehr	9	24,3	34,6	100,0
	Gesamt	26	70,3	100,0	
Fehlend	System	11	29,7		
Gesamt		37	100,0		

Diagramm

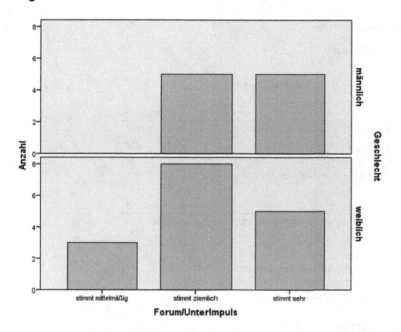

<u>Zurück</u>

XIII. Signifikanztests

Korrelationen

Korrelationen

Korrelationen

		UsabilityLern um	MotAttLern
UsabilityLernum	Korrelation nach Pearson	1	,768[**]
	Signifikanz (2-seitig)		,000
	N	26	26
MotAttLern	Korrelation nach Pearson	,768[**]	1
	Signifikanz (2-seitig)	,000	
	N	26	26

**. Die Korrelation ist auf dem Niveau von 0,01 (2-seitig) signifikant.

```
CORRELATIONS
  /VARIABLES=UsaForum MottAttForum
  /PRINT=TWOTAIL NOSIG
  /MISSING=PAIRWISE.
```

Korrelationen

Korrelationen

		Bedienb/Foru m	MottAttForum
Bedienb/Forum	Korrelation nach Pearson	1	,567[**]
	Signifikanz (2-seitig)		,003
	N	26	26
MottAttForum	Korrelation nach Pearson	,567[**]	1
	Signifikanz (2-seitig)	,003	
	N	26	26

**. Die Korrelation ist auf dem Niveau von 0,01 (2-seitig) signifikant.

Korrelationen

Korrelationen

		Bedienb/Koo pEd	MotAttKEd
Bedienb/KoopEd	Korrelation nach Pearson	1	-,052
	Signifikanz (2-seitig)		,800
	N	26	26
MotAttKEd	Korrelation nach Pearson	-,052	1
	Signifikanz (2-seitig)	,800	
	N	26	26

```
CORRELATIONS
    /VARIABLES=RelevanzLern SatisfactLernGesamt
    /PRINT=TWOTAIL NOSIG
    /MISSING=PAIRWISE.
```

Korrelationen

Korrelationen

		RelevanzLern	SatisfactLern Gesamt
RelevanzLern	Korrelation nach Pearson	1	,749**
	Signifikanz (2-seitig)		,000
	N	26	26
SatisfactLernGesamt	Korrelation nach Pearson	,749**	1
	Signifikanz (2-seitig)	,000	
	N	26	26

**. Die Korrelation ist auf dem Niveau von 0,01 (2-seitig) signifikant.

Korrelationen

Korrelationen

		RelevanzForum	SatisfactForum
RelevanzForum	Korrelation nach Pearson	1	,867[**]
	Signifikanz (2-seitig)		,000
	N	26	26
SatisfactForum	Korrelation nach Pearson	,867[**]	1
	Signifikanz (2-seitig)	,000	
	N	26	26

[**]. Die Korrelation ist auf dem Niveau von 0,01 (2-seitig) signifikant.

```
CORRELATIONS
  /VARIABLES=RelevanzKEd SatisfactKEd
  /PRINT=TWOTAIL NOSIG
  /MISSING=PAIRWISE.
```

Korrelationen

Korrelationen

		RelevanzKEd	SatisfactKEd
RelevanzKEd	Korrelation nach Pearson	1	,846[**]
	Signifikanz (2-seitig)		,000
	N	26	26
SatisfactKEd	Korrelation nach Pearson	,846[**]	1
	Signifikanz (2-seitig)	,000	
	N	26	26

[**]. Die Korrelation ist auf dem Niveau von 0,01 (2-seitig) signifikant.

Korrelationen

Korrelationen

		SatisfactLern Gesamt	Unterst.Lern
SatisfactLernGesamt	Korrelation nach Pearson	1	,807**
	Signifikanz (2-seitig)		,000
	N	26	26
Unterst.Lern	Korrelation nach Pearson	,807**	1
	Signifikanz (2-seitig)	,000	
	N	26	26

**. Die Korrelation ist auf dem Niveau von 0,01 (2-seitig) signifikant.

```
CORRELATIONS
  /VARIABLES=SatisfactForum Unterst.Forum
  /PRINT=TWOTAIL NOSIG
  /MISSING=PAIRWISE.
```

Korrelationen

Korrelationen

		SatisfactForum	Unterst. Forum
SatisfactForum	Korrelation nach Pearson	1	,711**
	Signifikanz (2-seitig)		,000
	N	26	26
Unterst.Forum	Korrelation nach Pearson	,711**	1
	Signifikanz (2-seitig)	,000	
	N	26	26

**. Die Korrelation ist auf dem Niveau von 0,01 (2-seitig) signifikant.

Korrelationen

Korrelationen

		SatisfactKEd	Unterst.KEd
SatisfactKEd	Korrelation nach Pearson	1	,726**
	Signifikanz (2-seitig)		,000
	N	26	26
Unterst.KEd	Korrelation nach Pearson	,726**	1
	Signifikanz (2-seitig)	,000	
	N	26	26

**. Die Korrelation ist auf dem Niveau von 0,01 (2-seitig) signifikant.

```
CORRELATIONS
  /VARIABLES=SatisfactLernGesamt LernzuGesamt
  /PRINT=TWOTAIL NOSIG
  /MISSING=PAIRWISE.
```

Korrelationen

Korrelationen

		SatisfactLern Gesamt	LernzuGesamt
SatisfactLernGesamt	Korrelation nach Pearson	1	,875**
	Signifikanz (2-seitig)		,000
	N	26	26
LernzuGesamt	Korrelation nach Pearson	,875**	1
	Signifikanz (2-seitig)	,000	
	N	26	26

**. Die Korrelation ist auf dem Niveau von 0,01 (2-seitig) signifikant.

Korrelationen

Korrelationen

		SatisfactForum	LernzuForum
SatisfactForum	Korrelation nach Pearson	1	,842**
	Signifikanz (2-seitig)		,000
	N	26	26
LernzuForum	Korrelation nach Pearson	,842**	1
	Signifikanz (2-seitig)	,000	
	N	26	26

**. Die Korrelation ist auf dem Niveau von 0,01 (2-seitig) signifikant.

```
CORRELATIONS
  /VARIABLES=SatisfactKEd LernzuKEd
  /PRINT=TWOTAIL NOSIG
  /MISSING=PAIRWISE.
```

Korrelationen

Korrelationen

		SatisfactKEd	LernzuKEd
SatisfactKEd	Korrelation nach Pearson	1	,873**
	Signifikanz (2-seitig)		,000
	N	26	26
LernzuKEd	Korrelation nach Pearson	,873**	1
	Signifikanz (2-seitig)	,000	
	N	26	26

**. Die Korrelation ist auf dem Niveau von 0,01 (2-seitig) signifikant.

Korrelationen

Korrelationen

		Bedienb/Koo pEd	MotAttKEd
Bedienb/KoopEd	Korrelation nach Pearson	1	-,052
	Signifikanz (2-seitig)		,800
	N	26	26
MotAttKEd	Korrelation nach Pearson	-,052	1
	Signifikanz (2-seitig)	,800	
	N	26	26

Signifikanztests / t-tests für unabhängige Stichproben

T-Test

[DataSet1] E:\Master Schulmanagement\Masterarbeit\EvaluationLernumgebungForumKooperativeEditorenVariablenNeu26.sav

Gruppenstatistiken

	Geschlecht	N	Mittelwert	Standardabweichung	Standardfehler des Mittelwertes
MotAttLern	männlich	10	4,1000	,61464	,19437
	weiblich	16	3,7813	,68237	,17059

Test bei unabhängigen Stichproben

		Levene-Test der Varianzgleichheit		T-Test für die Mittelwertgleichheit					95% Konfidenzintervall der Differenz	
		F	Signifikanz	T	df	Sig. (2-seitig)	Mittlere Differenz	Standardfehler der Differenz	Untere	Obere
MotAttLern	Varianzen sind gleich	,253	,620	1,202	24	,241	,31875	,26516	-,22852	,86602
	Varianzen sind nicht gleich			1,233	20,801	,231	,31875	,25861	-,21937	,85687

T-Test

Gruppenstatistiken

	Geschlecht	N	Mittelwert	Standardabweichung	Standardfehler des Mittelwertes
MottAttForum	männlich	10	3,9000	,56765	,17951
	weiblich	16	3,8125	,65511	,16378

Test bei unabhängigen Stichproben

		Levene-Test der Varianzgleichheit		T-Test für die Mittelwertgleichheit					95% Konfidenzintervall der Differenz	
		F	Signifikanz	T	df	Sig. (2-seitig)	Mittlere Differenz	Standardfehler der Differenz	Untere	Obere
MottAttForum	Varianzen sind gleich	,160	,692	,348	24	,731	,08750	,25144	-,43145	,60645
	Varianzen sind nicht gleich			,360	21,346	,722	,08750	,24299	-,41733	,59233

T-Test

Gruppenstatistiken

	Geschlecht	N	Mittelwert	Standardabweichung	Standardfehler des Mittelwertes
MotAttKEd	männlich	10	3,8500	,88349	,27938
	weiblich	16	3,5938	,66380	,16595

Test bei unabhängigen Stichproben

		Levene-Test der Varianzgleichheit		T-Test für die Mittelwertgleichheit					95% Konfidenzintervall der Differenz	
		F	Signifikanz	T	df	Sig. (2-seitig)	Mittlere Differenz	Standardfehler der Differenz	Untere	Obere
MotAttKEd	Varianzen sind gleich	,009	,925	,843	24	,407	,25625	,30384	-,37084	,88334
	Varianzen sind nicht gleich			,789	15,326	,442	,25625	,32495	-,43509	,94759

T-Test

Gruppenstatistiken

	Geschlecht	N	Mittelwert	Standardabw eichung	Standardfehle r des Mittelwertes
SatisfactLernGesamt	männlich	10	3,9000	,87560	,27689
	weiblich	16	3,9792	,93070	,23268

Test bei unabhängigen Stichproben

		Levene-Test der Varianzgleichheit		T-Test für die Mittelwertgleichheit					95% Konfidenzintervall der Differenz	
		F	Signifikanz	T	df	Sig. (2-seitig)	Mittlere Differenz	Standardfehle r der Differenz	Untere	Obere
SatisfactLernGesamt	Varianzen sind gleich	,082	,777	-,216	24	,831	-,07917	,36700	-,83663	,67829
	Varianzen sind nicht gleich			-,219	20,165	,829	-,07917	,36167	-,83320	,67487

T-Test

Gruppenstatistiken

	Geschlecht	N	Mittelwert	Standardabweichung	Standardfehler des Mittelwertes
SatisfactForum	männlich	10	3,9000	,77460	,24495
	weiblich	16	3,8438	,65112	,16278

Test bei unabhängigen Stichproben

		Levene-Test der Varianzgleichheit		T-Test für die Mittelwertgleichheit					95% Konfidenzintervall der Differenz	
		F	Signifikanz	T	df	Sig. (2-seitig)	Mittlere Differenz	Standardfehler der Differenz	Untere	Obere
SatisfactForum	Varianzen sind gleich	,491	,490	,199	24	,844	,05625	,28217	-,52612	,63862
	Varianzen sind nicht gleich			,191	16,745	,851	,05625	,29410	-,56498	,67748

T-Test

Gruppenstatistiken

	Geschlecht	N	Mittelwert	Standardabweichung	Standardfehler des Mittelwertes
SatisfactKEd	männlich	10	3,9000	,81725	,25844
	weiblich	16	3,6250	,67632	,16908

Test bei unabhängigen Stichproben

		Levene-Test der Varianzgleichheit		T-Test für die Mittelwertgleichheit					95% Konfidenzintervall der Differenz	
		F	Signifikanz	T	df	Sig. (2-seitig)	Mittlere Differenz	Standardfehler der Differenz	Untere	Obere
SatisfactKEd	Varianzen sind gleich	,065	,801	,932	24	,361	,27500	,29522	-,33431	,88431
	Varianzen sind nicht gleich			,890	16,536	,386	,27500	,30883	-,37798	,92798

T-Test

Gruppenstatistiken

	Geschlecht	N	Mittelwert	Standardabweichung	Standardfehler des Mittelwertes
LernzuGesamt	männlich	10	4,0600	,68020	,21510
	weiblich	16	3,9875	,71729	,17932

Test bei unabhängigen Stichproben

		Levene-Test der Varianzgleichheit		T-Test für die Mittelwertgleichheit					95% Konfidenzintervall der Differenz	
		F	Signifikanz	T	df	Sig. (2-seitig)	Mittlere Differenz	Standardfehler der Differenz	Untere	Obere
LernzuGesamt	Varianzen sind gleich	,341	,565	,256	24	,800	,07250	,28363	-,51289	,65789
	Varianzen sind nicht gleich			,259	20,047	,798	,07250	,28004	-,51157	,65657

T-Test

Gruppenstatistiken

	Geschlecht	N	Mittelwert	Standardabweichung	Standardfehler des Mittelwertes
LernzuForum	männlich	10	3,7000	,69300	,21915
	weiblich	16	3,6250	,63099	,15775

Test bei unabhängigen Stichproben

		Levene-Test der Varianzgleichheit		T-Test für die Mittelwertgleichheit					95% Konfidenzintervall der Differenz	
		F	Signifikanz	T	df	Sig. (2-seitig)	Mittlere Differenz	Standardfehler der Differenz	Untere	Obere
LernzuForum	Varianzen sind gleich	,186	,670	,284	24	,779	,07500	,26401	-,46989	,61989
	Varianzen sind nicht gleich			,278	17,865	,784	,07500	,27002	-,49259	,64259

Zurück

T-Test

Gruppenstatistiken

	Geschlecht	N	Mittelwert	Standardabweichung	Standardfehler des Mittelwertes
LernzukEd	männlich	10	4,0000	,70711	,22361
	weiblich	16	3,7500	,65828	,16457

Test bei unabhängigen Stichproben

		Levene-Test der Varianzgleichheit		T-Test für die Mittelwertgleichheit					95% Konfidenzintervall der Differenz	
		F	Signifikanz	T	df	Sig. (2-seitig)	Mittlere Differenz	Standardfehler der Differenz	Untere	Obere
LernzukEd	Varianzen sind gleich	,036	,851	,916	24	,369	,25000	,27291	-,31326	,81326
	Varianzen sind nicht gleich			,900	18,189	,380	,25000	,27764	-,33286	,83286

XIV. Screenshot Qualitative Inhaltsanalyse mit MAXQDA

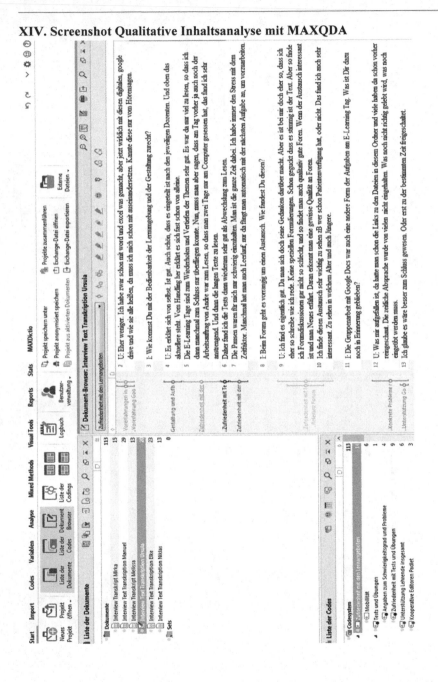

XV. Maps zur Code- Hierarchie

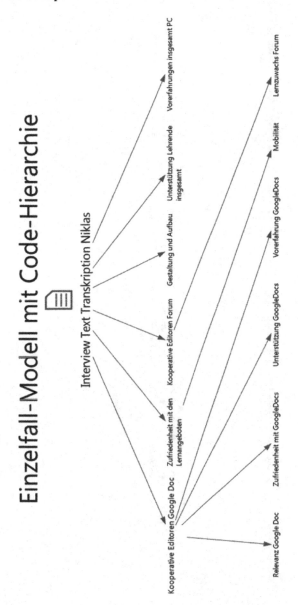

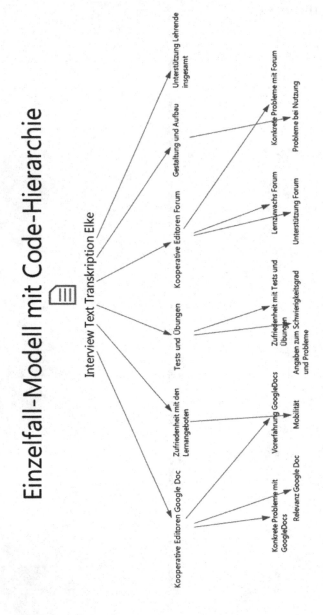

Einzelfall-Modell mit Code-Hierarchie

Interview Text Transkription Elke

Zurück

Printed in the United States
By Bookmasters